Dr. Sepp Fegerl & Josué Vergara

Reflux & Sodbrennen

Bildnachweis:
ag visuell - stock.adobe.com: S. 11
Shutterstock: S. 13, 14,16, 25

Foodfotografie: Peter Barci
Cover: Peter Barci

STYRIA
BUCHVERLAGE

ISBN 978-3-7088-0720-1

A-1010 Wien, Lobkowitzplatz 1
www.kneippverlag.com

Redaktion, Lektorat, Grafik und Herstellung: Motto Verlagsservice, Wien
Cover: Florian Zwickl
Druck und Bindung: AduPrint

Printed in the EU

7 6 5 4 3 2

Dr. Sepp Fegerl & Josué Vergara

Reflux & Sodbrennen

durch richtige Ernährung heilen

50

Alltagstaugliche Rezepte

KNEIPP
VERLAG WIEN

INHALT

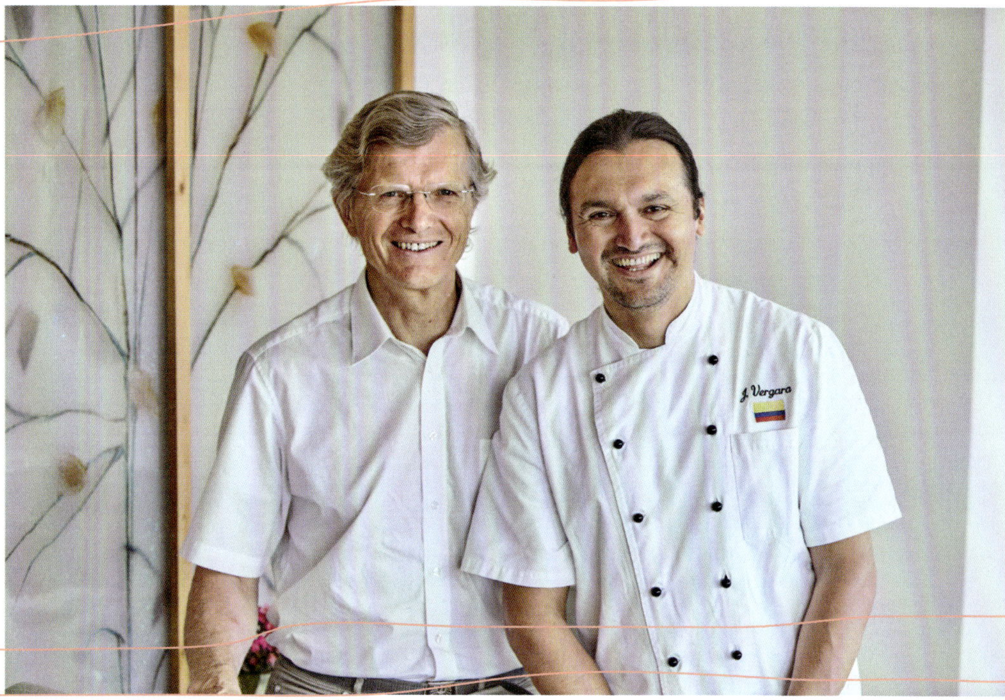
J. Vergara

Richtige Ernährung hilft immer

Reflux und Sodbrennen sind häufige und nicht zu verharmlosende Probleme, eine Zeitkrankheit, die ernst genommen werden will. Und es gibt verschiedene Arten der Refluxerkrankung, die hier erklärt werden, da auch das Vorgehen dagegen unterschiedlich sein muss. Mit dem Wissen um die Zusammenhänge lassen sich die therapeutischen und vorbeugenden Maßnahmen besser verstehen und durchführen. Mit unseren Erläuterungen erlangen Sie ein valides Rüstzeug zur Selbsthilfe. Worum es hier geht, ist einerseits ein möglichst ungestörtes und funktionelles Zusammenwirken von Speiseröhre, Magen und Darm, andererseits um die Synergie unserer Ernährung mit unserer Psyche. Wir beschreiben im Folgenden die Wirkung der Medikamente ebenso wie die verschiedenen bewährten Hausmittel wie Tees und Phytotherapeutika.

Essen mit allen Sinnen …

… so lässt sich ein wesentlicher Teil der Alltagsstrategie beschreiben: Die leicht umzusetzenden und damit alltagstauglichen Rezepte unseres Küchenchefs machen die Verwirklichung eines drei- bis vierwöchigen Aufbauprogrammes attraktiv. Es geht uns darum, Ihnen das Kochen ohne zusätzlichen Stress näherzubringen, Ihre Kreativität mithilfe von Ernährungsbausteinen zu fördern und schließlich einen genussvollen, basischen und leichtverdaulichen Ernährungsplan aufzuzeigen, damit Sie mit Freude kochen und essen können.

P. S: Wir möchten darauf hinweisen, dass die Lektüre unseres Buches nicht den Besuch beim Arzt ersetzt. Außerdem dürfen wir anmerken, dass wir aus Gründen der leichteren Lesbarkeit die männliche Sprachform verwenden. Sämtliche Ausführungen gelten selbstverständlich in gleicher Weise für beide Geschlechter.

Teil I

Gekaut · Geschluckt · Verdaut

Grundsätzliches aus medizinischer Sicht

Der Weg der Nahrung durch unseren Körper

Den Rückfluss von Mageninhalt in die Speiseröhre nennt man Reflux. Wiederholter Reflux mit seinem Leitsymptom Sodbrennen wird als gastroösophagale Refluxkrankheit (GÖR oder engl. GERD gastro-esophagal-reflux-desease) bezeichnet. Sie gehört zu den häufigsten Erkrankungen des Verdauungstraktes und betrifft etwa ein Viertel der Bevölkerung. In den letzten Jahrzehnten war eine deutliche Zunahme der Beschwerden festzustellen, auf die offensichtlich unser Lebensstil maßgeblichen Einfluss hat. Genau genommen hat sich ihr Auftreten in den letzten 30 Jahren verzehnfacht.

50 Prozent der Bevölkerung leiden gelegentlich unter Sodbrennen, etwa 20 Prozent sind als refluxkrank zu bezeichnen und immerhin fünf bis zehn Prozent leiden unter täglichen Refluxbeschwerden. Mit zunehmendem Alter scheinen sich die Probleme zu häufen, Frauen sind etwa gleich oft betroffen wie Männer, eine ausgeprägte Erkrankung mit schweren entzündlichen Veränderungen der Speiseröhre (Refluxösophagitis) betrifft jedoch zwei- bis dreimal mehr Männer, der Barrett-Ösophagus (mit Gewebeveränderungen) ist bei Männern sogar zehnmal häufiger.

»Es brennt wie Feuer in meiner Brust« oder »mir kommt alles wieder hoch« – so oder so ähnlich beschreiben die Betroffenen ihre Beschwerden, die unterschiedlich intensiv in Erscheinung treten können, von lästig bis bedrohlich und echt Angst machend. Hier die häufigsten Symptome:

- Sodbrennen, besonders nach den Mahlzeiten
- Saures Aufstoßen
- (Schmerzhafte) Schluckbeschwerden
- Druckgefühl hinter dem Brustbein
- Reizhusten, Heiserkeit
- Übelkeit und Erbrechen

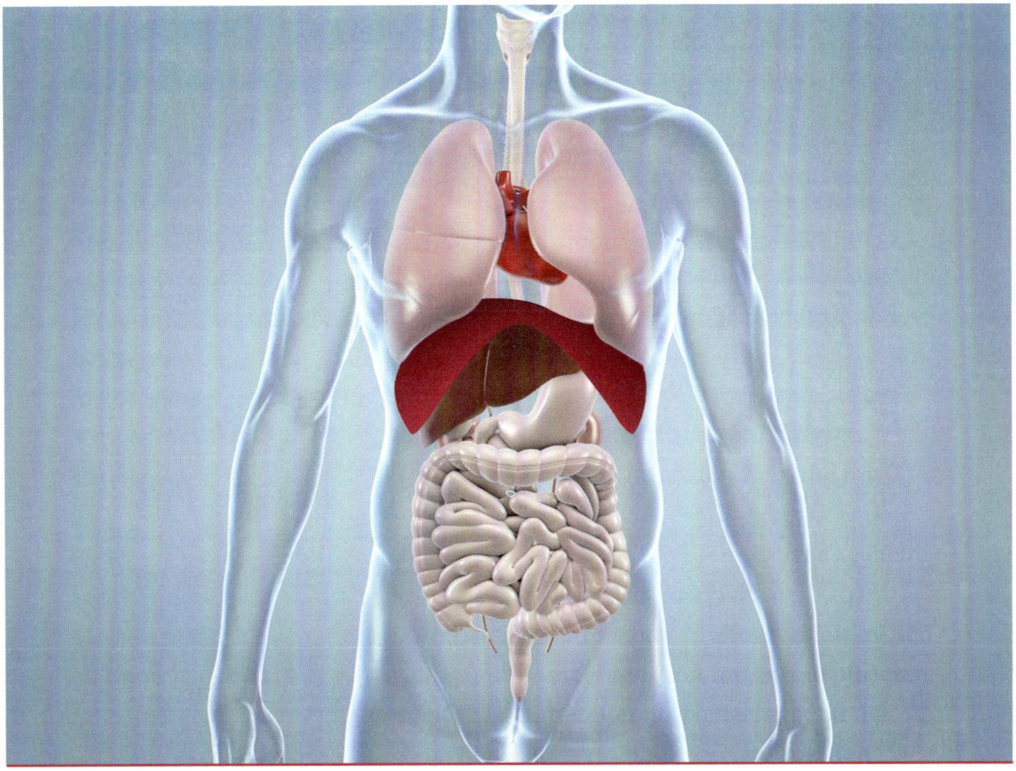

ABB. 1 Lunge und Herz liegen in unmittelbarer Nachbarschaft zum Magen und der Speiseröhre. Nur die starke Muskel- und Sehnenplatte des Zwerchfells trennt Brust- und Bauchraum.

WAS STECKT DAHINTER?

Prinzipiell geht es um zwei Probleme, die einzeln oder auch in Kombination vorliegen können:

- Es liegt eine Muskelschwäche des unteren Speiseröhrenschließmuskels am Mageneingang vor, sodass die Magensäure nach oben aufsteigen kann.
- Es besteht ein erhöhter Druck innerhalb des Magens oder des gesamten Bauchraumes, sodass der Verschluss des Mageneinganges ungenügend stark ist.

DIE NAHRUNGSAUFNAHME

Nahrungsaufnahme bedeutet zunächst einmal **Stress** für unseren Organismus, denn Körperfremdes wird aufgenommen, von dem noch nicht klar ist, ob es uns guttut oder nicht. Beim etwa acht Meter langen Darm handelt es sich im Grunde genommen um eine Einstülpung der Außenwelt, fremde und möglicherweise krankheitserregende oder gesundheitsgefährdende Stoffe gelangen zusammen mit unserer verzehrten Nahrung in den Organismus: Hautnah im besten Sinn des Wortes, denn der Abstand beträgt nur unvorstellbare 0,02 Millimeter. Dabei geht es hier um die Konfrontation von fremdem Außen mit dem Innen und somit um die Entscheidung, ob wir uns mit Abwehr und rascher Ausscheidung eines uns bedrohenden Stoffes schützen sollen oder ob wir eine Immuntoleranz entwickeln und die Nahrungspartikel ohne Entzündungsreaktion aufnehmen sollen und uns damit gut ernähren. Entsprechend dem innigen Kontakt auf einer immens großen Fläche und dieser wichtigen Schutzaufgabe finden wir etwa 70 Prozent unseres Immunsystems im Bereich des Verdauungstraktes beheimatet.

Verdauung beginnt in Kopf und Mund

Verdauung ist also vorerst einmal harte Arbeit für unseren Körper und dazu braucht er freie Energie, Ruhe und Aufmerksamkeit – »Mahlzeit« wie es schon das Wort ausdrückt. Dann wirken alle unsere Sinne und unsere Vorstellung zusammen, um die sogenannte »zephale Verdauungsphase« zu unserem Nutzen und zur optimalen Bearbeitung der Nahrung in Gang zu setzen. Etwa 40 Prozent kann dieser Beitrag für die Verdauungsarbeit ausmachen, sagen die Physiologen. Der Anblick des Essens, das Empfinden im Mund, das Schmecken und Riechen, ja selbst die typischen Geräusche tragen zu diesem sinnlichen Empfinden bei und aktivieren den Parasympathikus, den für Ruhe, Reparatur und Verdauung zuständigen Teil des vegetativen Nervensystems. Die dadurch erfolgende Stimulation durch den Nervus Vagus führt zu einer maximalen Sekretionsleistung, so kann beispielsweise bis zu zehnmal mehr Speichel als durch die reine Basisproduktion gebildet werden.

Die gesamte Mundhöhle und insbesondere die Zunge beherbergen Geschmacksknospen, die uns über die Qualitäten süß, sauer, salzig, bitter und umami informieren. Voraussetzung dafür sind kleine Bissen, die sich auch wirklich gut kauen und zerkleinern lassen, wobei sich der Speichel optimal mit der Nahrung vermischt, angewärmt wird und so die Aromen in den Nasenrachen aufsteigen lässt – erst das ergibt den vollen Geschmack. Den Unterschied kennen wir alle: Mit verstopfter Nase schmeckt das Essen nur halb so gut. Zwar mag sich ein großer Bissen befriedigend anfühlen, lässt

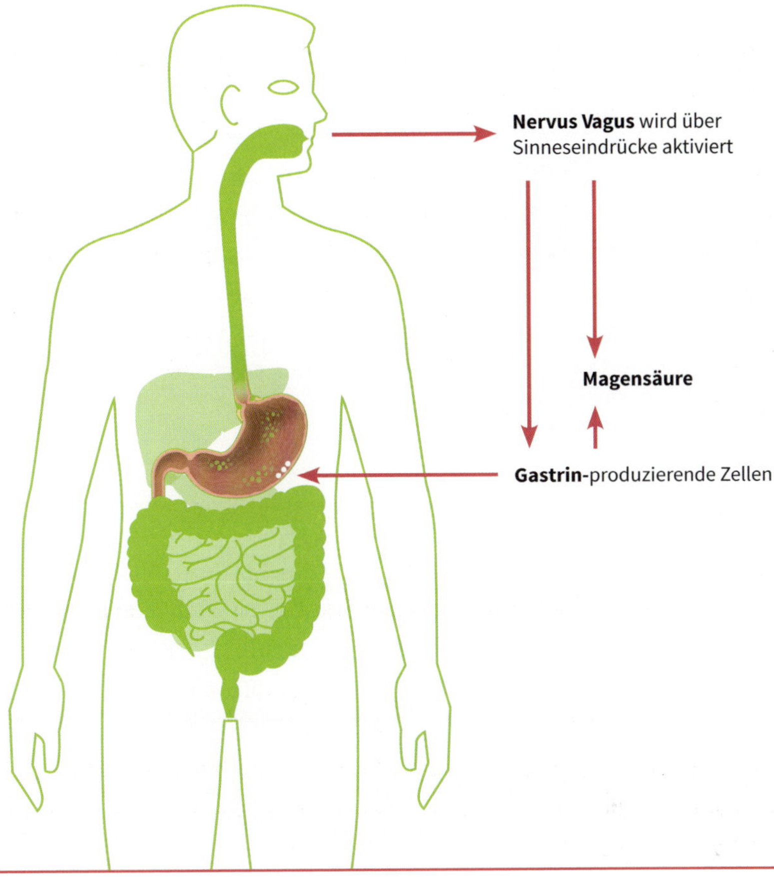

ABB. 2 **Zephale Phase:** Schon bevor die Nahrung geschluckt wird, geben äußere Reize über unsere Sinnesorgane Informationen an das Gehirn weiter, die den Magen auf die Verdauungsaufgaben vorbereiten sollen. Über den Nervus Vagus wird die Produktion von Magensäure sowohl direkt als auch indirekt über die Vermittlung von Gastrin aus den Gastrin-produzierenden Zellen angeregt

aber nur wenig Genuss zu, da sehr schnell ein Teil des Essens die Rachenhinterwand berührt, dadurch den Schluckreflex auslöst und in die Speiseröhre verschwindet, ohne entsprechend gut vorbereitet worden zu sein oder uns die wesentlichen Geschmacksinformationen vermittelt zu haben. Gutes und genussvolles Kauen und Schmecken ermöglichen erst ein optimales Aufspalten der Nahrung, vermitteln uns das Sättigungsgefühl und können unsere Instinkte schärfen. Hier, in der Mundhöhle, ist es noch ganz einfach möglich, unbekömmliche Nahrungsmittel gar nicht erst zu schlucken.

Geschluckt und ab durch die Speiseröhre

Die Speiseröhre ist der muskuläre Verbindungsschlauch, der die Speise vom Mund durch den Brustraum, vorbei an den Lungen und dem Herz, durch eine Lücke im Zwerchfellmuskel in den Magen transportiert. Am Ende der Speiseröhre, unmittelbar vor dem Eingang in den Magen, liegt der untere Schließmuskel. Allein ist er nicht besonders stark, aber im Zusammenwirken mit dem ihm anliegenden Zwerchfellmuskel kann er verhindern, dass geschluckte Nahrung und aggressiver Magensaft aufsteigen können – selbst bei einem Kopfstand. Der basische Mundspeichel schützt zusätzlich die empfindliche Schleimhaut der Speiseröhre vor der gelegentlich aufsteigenden Magensäure – normalerweise ein perfekter Abwehrmechanismus.

Bei Überforderung dieser Schutzmechanismen kann es zur Entzündung der Speiseröhre (Refluxösophagitis) kommen, bei anhaltender Irritation aber zur chronisch-entzündlichen Veränderung, der sogenannten Barrett-Metaplasie mit Schleimhautveränderung. Letztere wird als Vorstufe zu einer Krebserkrankung bewertet und muss entsprechend engmaschig mittels Gastroskopie kontrolliert werden.

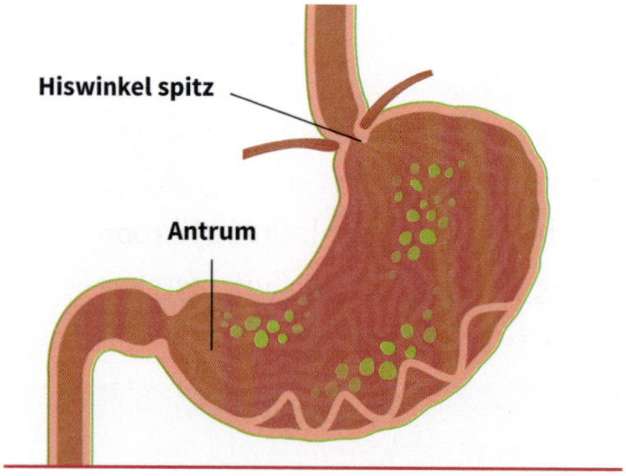

Abb. 3a Magenarbeit: Der Mageneingang ist geschlossen, der His-Winkel unter 45 Grad. Die muskelstarken Magenwände sind ganz wesentlich an der Durchmischung und in der Antrummühle an der Zerkleinerung des Nahrungsbreis beteiligt. Sie sorgen für die Entleerung des Mageninhalts, der über den Pförtner in den Dünndarm weitergeleitet wird.

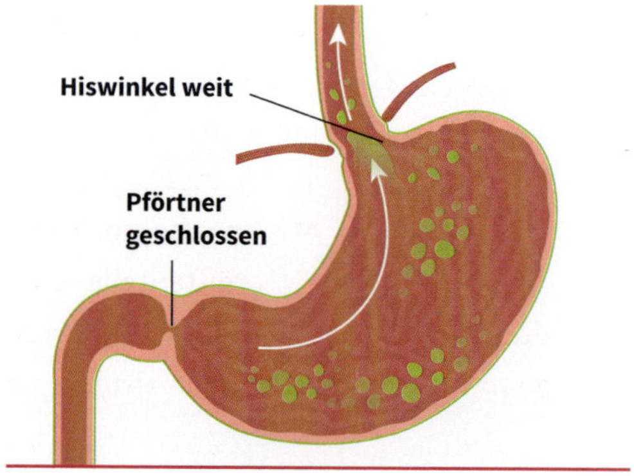

Abb. 3b Refluxproblematik: Der Pförtner ist geschlossen, der Speisebrei drückt nach oben, ein Druck im Bauchraum verstärkt das noch. Der His-Winkel hat etwa 90 Grad, die Zwerchfelllücke ist weiter, der Mageneingang verschließt nicht gut – es kommt zum Reflux und zur Reizung der Speiseröhre.

Idealerweise bildet der unterste Teil der Speiseröhre mit dem Mageneingang (Kardia) und dem Magenfundus einen spitzen Winkel von 45 bis 60 Grad (dieser Winkel ist nach dem Schweizer Anatomen Wilhelm His Senior, 1831–1904, His-Winkel benannt). Eine Drucksteigerung in Magen oder Bauchraum verstärkt somit die Verschlusswirkung. Bei Winkelmaßen über 90 Grad fehlt jedoch diese Unterstützung, und es entwickelt sich viel leichter eine Kardiainsuffizienz und in der Folge ein gastroösophagaler Reflux.

Im Säurebad des Magens

Der obere Teil der Magenkuppel (Fundus) funktioniert als Speicher. Die Verweildauer der Nahrung im Magen beträgt bei Wasser – abhängig von der Temperatur – ein paar Minuten (je kälter, desto länger), bei gekochtem Reis etwa ein bis zwei Stunden, bei gekochtem Fisch – ebenso bei Milch – sind es bereits drei bis vier, bei einer fettreichen Mahlzeit können wir von einer Verweildauer des Nahrungsbreis im Magen bereits von sechs bis zwölf Stunden oder länger ausgehen. Freilich gibt es individuelle Unterschiede, die von der momentanen persönlichen Verdauungskraft abhängen.

Im Magenkörper (Corpus) vermittelt der Vagusnerv die Produktion von Magensäure. Eine Milliarde Belegzellen bilden etwa zehn Milliliter Salzsäure pro Tag (mit einem unglaublich sauren pH-Wert von 1 bis 1,5). Die zephale Verdauungsphase, dieses bewusste Wahrnehmen mit allen Sinnen, ist mit 40 bis 45 Prozent an der Säuresekretion beteiligt, die eigentliche Magenphase selbst macht etwa die Hälfte aus, der Dünndarm trägt nur mehr fünf Prozent bei. Wir können also auch hier erkennen, wie wichtig eine gute Esskultur ist.

Der gut gekaute und somit schon mechanisch zerkleinerte Speisebrei wird durch die Magensäfte noch weiter bearbeitet: Mitgeschluckte Mikroorganismen werden größtenteils durch die aggressive Magensäure zerstört und auch die Zellwände der Nahrung werden verätzt und somit durchlässig gemacht für weitere Aufspaltungsprozesse. Nun folgt alle 20 Sekunden eine kräftige, knetende Magenbewegung (Peristaltik), die der weiteren Zerkleinerung und Durchmischung der durch die Säureeinwirkung schon vorverdauten Nahrung dient. Gesteuert wird das Ganze von einer Schrittmacherzone im Magen, die wiederum vegetativ gesteuert wird. So wird das Nahrungseiweiß denaturiert und »entknäuelt«, was die weitere Verdauung der Eiweißmoleküle durch Enzyme erleichtert. Fundus und Corpus bilden das Magenreservoir.

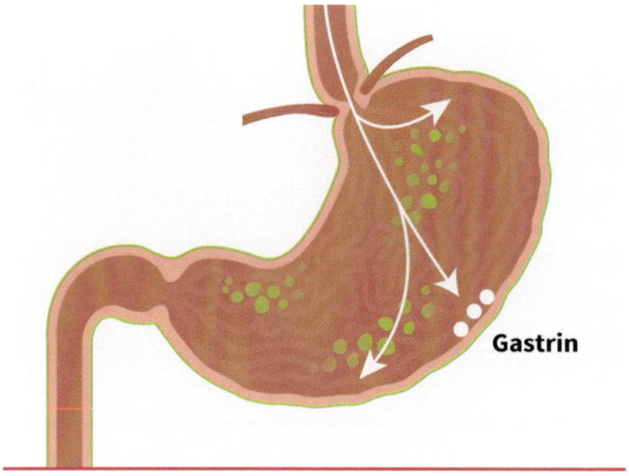

ABB. 4A **Die Magenphase** beginnt, wenn die Nahrung im Magen direkt die Produktion von Magensäure anregt. Das geschieht einerseits über Dehnreflexe im Antrum und andererseits wiederum durch Gastrin. Die Freisetzung von Gastrin wird durch chemische Reize, insbesondere durch Eiweiß, Gewürze, Alkohol, Nikotin und Koffein stimuliert.

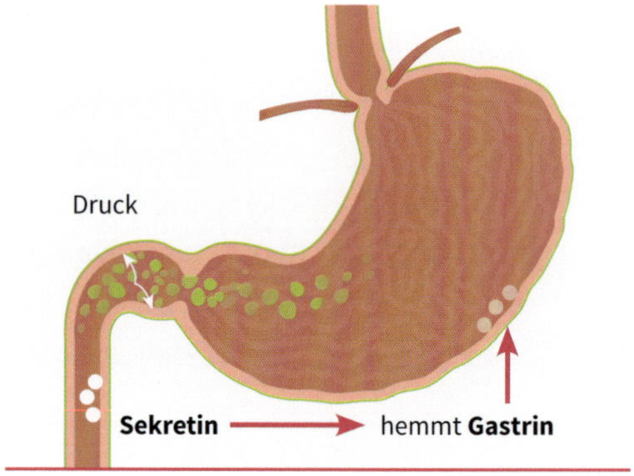

ABB. 4B **Die intestinale Phase:** Nun folgt die Rückmeldung aus dem Dünndarm. Der Speisebrei führt über mechanische (Druck) und chemische Fühler (Sekretin) im Zwölffingerdarm zu einer hormonellen Beeinflussung und Steuerung der Magensaftproduktion.

Bei Stimulation von Mechano- und Chemorezeptoren durch Druck und chemische Reizung in Mund und Rachen kommt es zu einer Anpassungsreaktion des schon gefüllten Magens, der so auf eine weitere Nahrungsaufnahme vorbereitet wird, sich dehnt und eine längere Speicherung des Nahrungsbreis zur Bearbeitung erlaubt. Dadurch kann der Magen eine eindrucksvolle Größe erlangen. Des Weiteren wirkt das Peptidhormon des Magen-Darm-Traktes, das sogenannte Gastrin, das neben anderen Wirkungen den stärksten Reiz für die Produktion von Magensäure ausübt und dabei muskelentspannend wirkt.

Für eine optimale Funktion braucht es ein Gleichgewicht zwischen Sympathikus und Parasympathikus. Der Sympathikus ist für Flucht oder Kampf zuständig und innerviert vorwiegend jene Körperfunktionen, die für erhöhte Leistungsbereitschaft zuständig sind. Der Parasympathikus hingegen ermöglicht Verdauung und Regeneration. Eine Sympathikusdominanz, wie sie bei Stresszuständen besteht, führt zur Hemmung der Magensaftproduktion, dann bleibt das Essen »schwer im Magen liegen«. Somit wird der Magen praktisch zum Einkaufskorb, der das Essen für bessere Zeiten mitnimmt. Leider ist die Speise inzwischen schon Zersetzungsvorgängen ausgesetzt, was die Qualität der Nahrung massiv beeinträchtigt.

Im unteren Anteil des Magens, dem Antrum, wird die Nahrung zerkleinert, idealerweise bis auf Partikel unter zwei Millimeter Größe. Man bezeichnet diesen Teil daher auch als »Antrummühle«. Parasympathikus

(Nervus Vagus), Magendehnung sowie anregende Stoffe (Bitterstoffe, Bouillon, Koffein, Alkohol) stimulieren den Magen zur Gastrinfreisetzung. Dieses Hormon setzt daraufhin Salzsäure, Galle und Pankreasenzyme frei, verschließt den Mageneingang und fördert die Peristaltik am Pförtner. Im periodischen Wechsel folgen Antriebsphase, Entleerung und Durchmischung sowie Rückfluss und Zermahlung. Somit wird im entspannten Zustand die Nahrung optimal bearbeitet und zerkleinert, und der geschlossene Mageneingang verhindert einen Reflux. Außerdem entsteht durch eine koordinierte Magenentleerung über den Pförtner kein zu hoher Magendruck nach oben. Alles paletti also.

Die Magenentleerung betrifft zuerst die oberste und äußerste Schicht des Magenbreis. Der innerste Teil bleibt somit lange Zeit im basischen Milieu, sodass die Aufspaltung von Stärke durch die im Bissen eingemischte Speichel-Amylase weitergehen kann.

Ein Siebprozess im Bereich des Pförtners (Pylorus) erlaubt es nur kleinen, flüssigen Anteilen des Speisebreis, in den Zwölffingerdarm (Duodenum) zu gelangen. Der Pförtner kontrolliert die Entleerung des Nahrungsbreis mit einem schwach sauren bis neutralen pH-Wert (4 bis 7,2) in kleinen Portionen, angepasst an die Kapazität des Dünndarms. Salzsäure und Fettsäuren im Zwölffingerdarm führen zu einem reflektorischen Verschluss des Pförtners, um den Zwölffingerdarm zu schützen. Wenn der Dünndarm noch gefüllt ist, wird ebenfalls eine weitere Magenentleerung verhindert, um der Verdauung genügend Zeit zu geben. Ein ausgeklügeltes System, wenn es ungestört arbeiten darf.

Zirkadianer Tag-Nacht-Rhythmus

Der Säurewert im Magen liegt normalerweise bei einem sauren pH-Wert von eins bis zwei. Es gibt aber sogenannte Alkalisierungsphasen, in denen die Magensäure reduziert wird. Sie liegt zwischen drei und sechs Uhr morgens – eine Phase, die auf die Zeit der intensivsten Leberarbeit laut Organuhr der TCM folgt – und jeweils nach den Mahlzeiten. In dieser Zeit kommt die Magensäure auf einen pH-Wert von fünf bis sieben. Pepsin wird bei einem pH-Wert über drei inaktiviert und kann dann nicht mehr zur Verdauung beitragen.

Magenentleerung

Innerhalb von 12 Stunden kann der tägliche Energiebedarf verdaut und resorbiert werden. Die sogenannte interdigestive Bewegung im Nüchternzustand zwischen den Mahlzeiten soll Magen und Dünndarm wieder völlig von unverdaulichen Nahrungsbestandteilen und Fremdkörpern entleeren. Das erfolgt in drei Phasen alle ein bis drei Stunden: Auf eine lange Ruhephase folgt eine Periode ungerichteter Aktivität und endet in einer kurzen Phase regelmäßiger, kräftiger entleerender Muskelkontraktionen

Die digestive Bewegung setzt gleich nach einer Nahrungsaufnahme ein, gleichmäßige knetende Magenbewegungen durchmischen den Speisebrei mit den Verdauungsenzymen. Die Dauer richtet sich nach der Zusammensetzung, dem Kaloriengehalt und der Menge des Inhalts. Eine verzögerte Aufnahme im Dünndarm führt reflektorisch zu einer längeren Verweildauer im Magen.

Der Dünndarm – das Verdauungsorgan schlechthin

Der Dünndarm ist zweifellos das Zentrum von Verdauung und Nahrungsaufnahme, der Ort der Begegnung und Auseinandersetzung mit Fremdstoffen. Kontrolliert werden diese komplexen Vorgänge durch Hormone und das autonome sowie das enterale Nervensystem, das sogenannte Darmhirn. Die typische, frotteehandtuchartige Schleimhaut mit ihrem extrem oberflächenvergrößernden Effekt von Zotten und Mikrozotten findet sich im gesamten Dünndarm und kann sich durch eine gut funktionierende Ring- sowie Längsmuskulatur dem Speisebrei eng anlegen. Somit ist hier alles ideal vorbereitet für einen intensiven Kontakt und die weitere Zerkleinerung und Nahrungsaufnahme. Die Bakterienbesiedelung ist im Dünndarm vergleichsweise gering, nimmt nach unten hin in Richtung Dickdarm aber deutlich zu. Bei Störungen des Verdauungsgleichgewichtes beispielsweise nach Antibiotikagebrauch oder auch durch übermäßigen Zuckerkonsum kann es hier jedoch zu massiver bakterieller Überwucherung mit ausgeprägten Blähungen kommen.

Jetzt geht es richtig los mit der Verdauung: Gleich nach dem Austritt aus dem Magen wird dem Speisebrei Gallensaft aus der Gallenblase, bzw. nach entfernter Gallenblase aus den Lebergallengängen zugemischt, um die Nahrungsfette zu kleinsten Fetttröpfchen zu emulgieren. Dazu kommen Verdauungsenzyme aus der Bauchspeicheldrüse, die Eiweiß, Kohlenhydrate und Fette weiter aufspalten können, um die Aufnahme der kleinsten Bausteine über den Bürstensaum der Darmschleimhautzellen erst zu ermöglichen. Auf diese Weise kann bei guter Funktion ein großer Teil der Kohlenhydrate und Eiweiße schon im Zwölffingerdarm resorbiert werden.

Der Verdauungstrakt kann bei Bedarf seine Resorptionskapazität auf das Zehnfache steigern. Entscheidend für uns ist dabei letztendlich die Bioverfügbarkeit der Substanzen am Ende des Verdauungsprozesses, das heißt, wie viel der gegessenen Nährstoffe wir auch wirklich aufnehmen können.

Kohlenhydrate

Mit ca. 60 Prozent sind Stärke und Pektine aus pflanzlicher Kost die vorwiegenden Kohlenhydrate in unserer Nahrung, davon kommen immerhin 30 Prozent aus Rohrzucker und ca. acht Prozent aus Milchzucker, den Rest machen Glykogen, Glukose (Traubenzucker) und Fruktose (Fruchtzucker) aus. Das Enzym Ptyalin des Speichels kann Vielfachzucker, also Polysaccharide (Stärke und ca. zur Hälfte Pektin, Glykogen) zusammen mit dem Enzym Amylase der Bauchspeicheldrüse zu Einfachzuckern, also Monosacchariden (Frucht-, Traubenzucker) und Zweifachzuckern, also Disacchariden (Rohr-, Malz-, Milchzucker) abbauen. Dabei spielen Isomaltase, Maltase und Laktase aus dem Bürstensaum der Dünndarmschleimhaut eine wesentliche Rolle. In den Darmzellen selbst erfolgt dann die restliche Zerlegung in Glukose, Fruktose und Galaktose.

Ballaststoffe

Als Ballaststoffe bezeichnen wir die durch unser Verdauungssystem nicht resorbierbaren Substanzen. Allerdings können Bakterien kurzkettige Fettsäuren teils abspalten, die für die Ernährung der Darmbakterien (des Mikrobioms) und der Dickdarmschleimhaut von Bedeutung sind. Allerdings entstehen bei bakteriellen Fermentationsprozessen oft auch sehr problematische Stoffe, die die Schleimhaut, unser Immunsystem und die Leber belasten können.

Zu diesen Ballaststoffen gehören verschiedene Faserstoffe: Zellulose aus Getreide, Obst, Gemüse, Hemizellulosen aus Vollkorn und Hülsenfrüchten, Lignin aus Gemüse, Obstkernen und Getreide, Pektin aus Obst und Gemüse sowie Algin und Inulin.

Ballaststoffe binden im Zuge der Quellung viel Wasser, Gallensalze und Schadstoffe (was erwünscht ist), aber auch Vitamine, Mineralstoffe und Medikamente (und behindern deren Resorption, was nicht erwünscht ist). Das erhöhte Stuhlvolumen fördert das Sättigungsgefühl, verzögert die Resorption von Monosacchariden und senkt dadurch den Insulinausstoß, wirkt regulierend auf die Darmmotorik sowie die Darmpassagezeit.

Darmgase, Flati

50 bis 200 Milliliter Gase befinden sich normalerweise im Darmtrakt, etwa 70 Prozent Stickstoff, 15 Prozent Wasserstoff, elf Prozent Kohlendioxid, zwei Prozent Methan. Der mikrobielle Abbau unverdauter Nahrung über Fäulnis und Gärung erzeugt täglich 0,2 bis 2 Liter Gase, die als Darmwinde (Flati) freigesetzt werden. 99 Prozent sind geruchslos, sehr unangenehm riechen jedoch Skatol und Indol (aus Tryptophan) sowie Schwefelverbindungen.

Ein gesunder Verdauungstrakt sollte uns die Aufspaltung und Aufnahme der Nahrung ohne Beschwerden, ohne wesentliche Fermentationsprozesse mit Gärung oder Fäulnis und ohne besondere Verformung des Bauches ermöglichen. Darüber geben uns die Bauch- und Haltungsformen nach F.X. Mayr einen schnellen Hinweis.

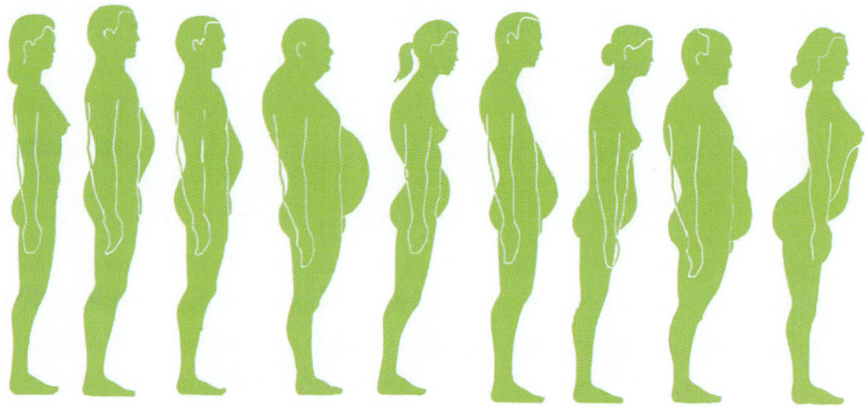

Abb. 5 Bauch- und Haltungsformen nach FX Mayr: © Internationale Gesellschaft der Mayr-Ärzte

Es gibt nicht nur eine Form der Reflux-Erkrankung

Wichtig ist es, das Verdauungsproblem als Reflux zu erkennen und dann auch zu behandeln, da die Speiseröhre durch den ständigen Kontakt mit dem sauren Magensaft ernsthaft geschädigt werden kann. Die Beschwerden, die durch den Rückfluss des Magensaftes hervorgerufen werden, können vielfältig sein. Ein wesentlicher Unterschied besteht darin, ob es zu einem sauren Reflux durch zu viel Säure kommt oder etwa zu einem nicht sauren, eventuell galligen Reflux, wie das bei längerem Gebrauch von Protonenpumpenhemmern (PPIs, den Säureblockern) öfter vorkommt.

Besteht ein Reflux ohne Schleimhautveränderungen spricht man von einer nicht-erosiven gastroösophagalen Refluxkrankheit (NERD). Etwa 60 Prozent aller Betroffenen mit gastroösophagealer Refluxkrankheit leiden an NERD. Lassen sich in einer Gewebeprobe aus der Spiegelung der Speiseröhre dagegen Schleimhautveränderungen nachweisen, wird dies als erosive Refluxkrankheit (ERD) bezeichnet.

Zudem gibt es zwei Formen der Refluxkrankheit, die primäre und die sekundäre. Beide weisen dabei entweder einen Funktionsverlust des unteren Speiseröhrenschließmuskels (Ösophagussphinkter) und/oder eine Beweglichkeitseinschränkung der Speiseröhre auf. Das bedeutet, dass der körpereigene Reinigungsmechanismus der Speiseröhre beeinträchtigt ist, die durch ihre Eigenbewegungen (Peristaltik) normalerweise die Magensäure beseitigt. Ist die Beweglichkeit eingeschränkt, verlängert sich jedoch die Kontaktdauer der Säure zur Speiseröhrenschleimhaut und es entstehen leichter Schädigungen.

Primäre Refluxkrankheit

Die primäre gastroösophagale Refluxkrankheit ist mit Abstand die häufigste Form. Primär bedeutet, dass dafür keine eindeutige Ursache gefunden wurde. Fest steht aber, dass der untere Schließmuskel der Speiseröhre dabei außerhalb des regulären Schluckaktes erschlafft und die Speiseröhre nicht mehr ausreichend gegenüber dem Magen abdichtet. Es gibt verschiedene Faktoren, die das Entstehen einer primären Refluxkrankheit begünstigen. Dazu gehören

Übergewicht, bestimmte Ernährungsgewohnheiten, eine Schwächung des Zwerchfells oder unzureichende Schutzmechanismen der Speiseröhre (Bewegungseinschränkungen oder herabgesetzte Speichelproduktion).

Sekundäre Refluxkrankheit

Ein sekundärer gastroösophagaler Reflux entsteht als Folge einer bekannten körperlichen Veränderung – sie tritt seltener auf als die primäre Refluxkrankheit. Eine Schwangerschaft führt zum Beispiel bei 50 Prozent der Frauen im letzten Drittel der Schwangerschaft durch die Druckerhöhung im Bauchraum zu Refluxbeschwerden. Des Weiteren können Erkrankungen des Verdauungstraktes, die zu einer anatomischen Veränderung der Speiseröhre oder des Magens führen, Auslöser für eine sekundäre Refluxkrankheit sein.

Symptome

Bei Säurereflux liegt in ca. 70 Prozent der Fälle **Sodbrennen** und in ca. 60 Prozent **Regurgitation** (Hochwürgen von Speiseanteilen) vor, das heißt, es gibt einen erklecklichen Teil, der nicht so heftige und deutliche Symptome zeigt und dennoch kontrolliert gehört. Immerhin findet man bei Vorliegen des Symptoms Sodbrennen bei über 75 Prozent der Betroffenen eine Refluxerkrankung. Aber auch individuelle Faktoren sind für das Empfinden von Sodbrennen bedeutsam. So können Betroffene mit überempfindlicher Speiseröhre (hypersensitivem Ösophagus) Sodbrennen bereits während der nach dem Essen gemessenen (postprandialen) physiologischen Refluxepisoden verspüren, ähnlich wie wir das bei Patienten mit Reizdarm kennen.

Das führt häufig auch zu einem **Druckschmerz** hinter dem Brustbein, der leicht mit Schmerzen in der Herzregion verwechselt wird, worauf auch der englische Ausdruck »heart-burn« hinweist. Besonders nach einem hastigen, umfangreichen oder späten Essen tritt der unangenehme Druck im Oberbauch häufiger auf und kann Herzinfarkt-ähnliche Symptome auslösen (Roehmheld-Syndrom). Zur Abklärung und Unterscheidung ist die ärztliche Untersuchung unbedingt angeraten! Während ein Reflux nicht akut lebensbedrohlich ist, darf bei einem Herzinfarkt keine Zeit verloren werden.

Die Schleimhaut der Speiseröhre ist gegen ständigen Kontakt mit aufsteigendem Magensaft und Magensäure nicht ausreichend geschützt und entzündet sich dann deutlich leichter. Die gereizte Schleimhaut bildet einen guten Nährboden für Bakterien, und Speisereste bleiben an ihr leichter haften. Das alles führt oftmals zu **Schluckbeschwerden** (Dysphagie) und einem **Kloßgefühl,** als ob die geschluckte Nahrung in der Speiseröhre liegen bleiben würde. Der Kontakt der Nahrung zur Schleimhaut piesackt dabei das entzündete Gewebe zusätzlich und führt zu Schmerzen. Die Patienten berichten oftmals von dem Gefühl »einen Kloß im Hals zu haben«. Andere Betroffene fühlen ein anhaltendes Trockenheitsgefühl, das auch mit viel Trinken nicht beseitigt werden kann. Manche Patienten klagen auch über einen salzigen oder seifigen Geschmack im Mund nach dem Essen. Nahrungsreste und Bakterien im entzündeten Bereich produzieren dabei Substanzen, die mit dem Atem ausgeschieden werden und als **Mundgeruch** (Halitosis) wahrgenommen werden.

Der Kontakt von Nahrung mit der Magensäure und den Verdauungsenzymen im Magen führt zur Bildung von Gasen. Das ist ganz normal. Krankhaft kann der Zustand allerdings bei Stress oder vermehrter Magensäure werden. Dann wird das Symptom als Magendruck spürbar sowie als großer Magen bzw. vorgewölbter Oberbauch sichtbar.

Wenn der untere Schließmuskel der Speiseröhre schwach schließt, ist es für die Gase im Magen einfacher, mit einem befreienden **Rülpser** über den kurzen Weg nach oben in Richtung Speiseröhre zu entweichen, als den beinahe acht Meter langen Weg nach unten in Kauf zu nehmen. Kohlensäurehaltige Getränke, Müdigkeit, Bücken, enge Kleidung sind alles blähungsfördernde Umstände, ebenso wie Stress, fette und schwere Mahlzeiten, die zu einer verzögerten Öffnung des Pförtners und damit erhöhtem Druck im Magen führen.

Zu den klassischen Refluxsymptomen zählen außerdem **Zahnschäden** durch die Säurebelastung. Der Zahnschmelz ist normalerweise die härteste und robusteste Substanz des Körpers und schützt die Zähne vor äußeren Einflüssen, gegen die aggressive Magensäure ist er aber chancenlos. Man kann die stumpfe Oberfläche wahrnehmen und wenn es nicht schnell zu einer Remineralisierung kommen kann, entstehen Defekte am Zahnschmelz, besonders an den Zahnhälsen.

Lange Zeit dachte man nicht an einen Zusammenhang zwischen Beschwerden der Atemwege und Reflux, aber endoskopische Untersuchungen zeigen uns die Auswirkungen der Magensäure auf den Kehlkopf und die Stimmlippen. Die typischen Klagen sind eine belegte, **raue Stimme,**

Heiserkeit, hartnäckiger **Reizhusten** besonders nachts und im Liegen. Selbst die Nasennebenhöhlen können dadurch gereizt und beeinträchtigt werden. Wenn die aufgestiegene Magensäure in die Luftröhre eingeatmet wird, ist das geschädigte Gewebe auch hier ein guter Nährboden für Bakterien, dadurch kann leichter eine Lungenentzündung (Aspirationspneumonie) entstehen. Eine Aspirationspneumonie ist eine sehr ernsthafte Komplikation, die unter Umständen besonders bei alten Menschen lebensbedrohlich ist.

Refluxsymptome können aber bereits bei Babys und kleinen Kindern auftreten und führen zu Problemen beim Stillen oder Trinken. Sie reagieren dabei mit Unruhe und schreien vermehrt. Einige Babys strecken den Kopf und den Oberkörper dabei nach hinten, um sich die Nahrungsaufnahme leichter zu machen. Andere Kinder müssen öfter gleich nach dem Essen erbrechen. Bei anhaltenden Störungen der Nahrungsaufnahme könnte es zu Wachstums- und Entwicklungsstörungen kommen, daher sollte frühzeitig der Arzt aufgesucht werden.

Was sagt uns der Volksmund?

Höchst interessant ist es, auf die Bedeutung der Umgangssprache zu achten, indem wir darauf hören, was wir sagen und wie wir uns zu unseren Symptomen äußern. Es kann für unser Verständnis zur Entstehung der Beschwerden sehr klärend sein zu erkennen, welche Mechanismen möglicherweise dahinter stecken und uns somit helfen, ursächlich an die Probleme heranzugehen. Besonders bei wiederkehrenden Anzeichen einer beginnenden Refluxerkrankung lohnt sich das.

Hören wir einmal genau hin:

- Wenn uns etwas wie ein »Kloß im Hals« stecken bleibt und wir es einfach »nicht schlucken wollen«, weil es so »schwer verdaulich« ist.
- »Das liegt mir im Magen« – will ich etwas nicht verdauen, was ich geschluckt habe? Und »kommt es mir hoch«, wenn ich an bestimmte Situationen denke, oder es »stößt mir sauer auf« als Hinweis auf unterdrückte Reaktionsmöglichkeit und folgende Aggression?
- Sie kennen jetzt schon die Zusammenhänge und wissen, dass Stress und Ärger den Sympatikotonus erhöhen und damit zwar den Blutdruck und den Blutzucker ansteigen lassen, um ganz archaisch mit Flucht oder Kampf reagieren zu können. Der Verdauungstrakt wird jedoch still gelegt und dadurch kommt es zu den Beschwerden eines ruhiggestellten Magens.

- Sicherlich fallen Ihnen noch viele Beispiele dazu ein. Besonders bei sich selbst lohnt es sich, besser hinzuhören. Das ist durchaus interessant und sehr aufschlussreich, jedoch sollten wir es uns verkneifen, insbesondere ungefragt unsere Umgebung zu interpretieren. Das kann leicht nerven und wiederum »sauer aufstoßen«.

Zusammenfassung

Es geht also um zwei Probleme – einzeln oder in Kombination:

1. Es liegt eine Muskelschwäche des unteren Speiseröhrenschließmuskels am Mageneingang vor, hervorgerufen durch Ermüdung, Schlaf oder Alter, durch Alkohol, durch Schokolade oder Ähnlichem. Wenn durch einen Dauerdruck das Zwerchfell aufgezwängt wird und eine Lücke entsteht (Diaphragma- oder Hiatushernie), so bleibt zwar die Funktion des Speiseröhrenschließmuskels intakt, jedoch fällt der unterstützende Verschlussdruck des Zwerchfells weg, und es kommt umso leichter zu einem ungenügenden funktionellen Abschluss der Speiseröhre und damit zu einem Rückfluss des sauren Mageninhalts aus dem, durch den Zwerchfelleinriss in den Brustkorb verlagerten Anteil des Magens in die Speiseröhre.

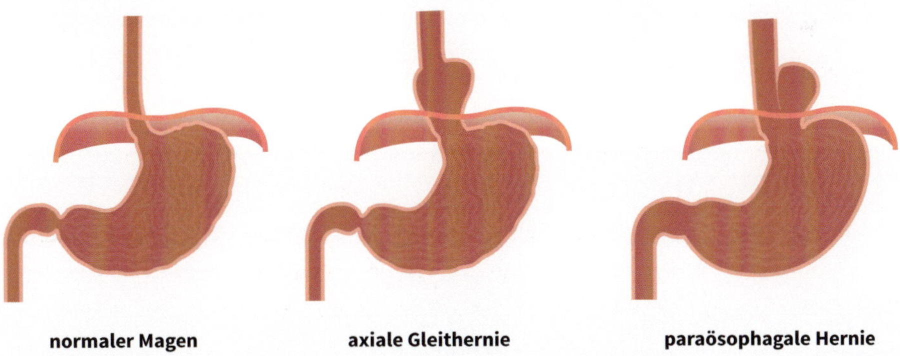

Abb. 6 Durch andauernden Druck im Bauchraum wird die Lücke im Zwerchfell aufgedehnt. Der Magen kann nicht mehr effektiv im Bauchraum zurückgehalten werden und gleitet in den Brustraum. Wenn der Mageneingang hochsteigt und dadurch einen Teil des Magens mitzieht, spricht man von einer axialen Gleithernie. Wenn der Mageneingang noch an Ort und Stelle bleibt, aber ein Teil der Magenkuppel durch die Lücke nach oben drängt, handelt es sich um eine paraösophagale Hernie. Auf jeden Fall wird das unmittelbar über dem Magen liegende Herz bedrängt, was viele Beschwerden erklärt.

2. Es besteht ein erhöhter Druck innerhalb des Magens durch Kohlensäure, verstärkte Gasbildung oder durch Überblähung des gesamten Bauchraumes. Fette Nahrung, grobe Fasern und schlecht gekautes Essen oder zu große Portionen verbleiben längere Zeit im Magen und bilden damit den »großen Magen«, bevor die Verdauung abgeschlossen und der Speisebrei über den Pförtner in den Zwölffingerdarm zur weiteren Verdauung weitertransportiert wird. Bei ca. 40 Prozent der Patienten mit gastroösophagalem Reflux ist die Magenentleerung verzögert. Stress ist dabei aber der wohl wichtigste Störenfried: Er signalisiert dem Körper immer, dass es im Moment um wichtigere Dinge geht, als um Verdauung und so wird konsequenterweise die Arbeit der Verdauungsorgane massiv beeinträchtigt, der Pförtner verschließt sich, um den restlichen Verdauungstrakt ruhig zu stellen und hier keine Energie zu verlieren. Dadurch wird die Arbeit im Magen praktisch eingestellt, die Nahrung bleibt liegen, der Druck steigt usw. Ob der Stress jetzt real ist oder nur in unserer Vorstellung, ob durch unsere Umgebung oder uns selbst verursacht, bleibt dafür unerheblich.

Was tun gegen Reflux?

Durch den ständig andauernden und wiederkehrenden Kontakt der empfindlichen Schleimhaut der Speiseröhre mit dem aggressiven, säurehaltigen Magensaft kommt es zunächst zu einzelnen oberflächlichen, örtlich begrenzten Schleimhautschädigungen durch Verätzung, die später dann zu großflächigen Geschwüren und in der Folge zu Vernarbungen und Verengungen (Stenosen mit Schluckbehinderung) führen können. Die im unteren Speiseröhrendrittel normale Schleimhaut aus robustem Plattenepithel wird durch magenschleimhautähnliches Zylinderepithel ersetzt. Das bezeichnet man als Barrett-Syndrom, dabei kommt es leichter zur Bildung von Geschwüren (Barrett-Ulkus), was schließlich sogar zu einem Speiseröhrenkrebs entarten kann. Um dies zu verhindern, müssen Refluxbeschwerden frühzeitig und konsequent behandelt und chronische Verläufe engmaschig endoskopisch mittels Gastroskopie kontrolliert werden.

Bestehen die Beschwerden trotz Therapie weiter, folgen weiterführende Untersuchungen wie die Speiseröhrendruckmessung und die Langzeit-Säuremessung (pH-Metrie). Sie geben Aufschluss über die Aktivität des Magenschließmuskels bzw. über Menge und Häufigkeit des Säurerückflusses in die Speiseröhre und geben weitere klärende Hinweise für die Therapie.

Medikamentöse Therapie

Die medikamentöse Behandlung zielt darauf ab, den Reflux zu verringern, seine schädigende Wirkung zu vermindern sowie die Fähigkeit der Speiseröhre zur Selbstreinigung zu verbessern. Dabei richtet sich die Wahl der Medikamente auch nach dem Schweregrad der Erkrankung. Der schnellste Anstieg des Magen-pH-Wertes auf über vier wird mit einem Glas Wasser erreicht (nach einer Minute) und mit Antazida (zwei Minuten). Bei H2-Blockern dauert es 50 Minuten, bei PPIs ungefähr 160 Minuten.

Protonenpumpenhemmer (PPI): Bei Anzeichen einer Speiseröhrenentzündung und Säureproblematik werden Protonenpumpenhemmer (wie Omeprazol oder Pantoprazol) als Säureblocker eingesetzt, die die Säureproduktion im Magen am stärksten und sichersten verringern. Um richtig wirken zu können, müssen sie auf nüchternen Magen eingenommen werden, der Wirkungseintritt dauert einige Zeit, ist aber lang anhaltend. Die Therapie soll kontinuierlich über etwa vier Wochen erfolgen, dann kann man vorsichtig reduzieren. Eine Dauereinnahme ist nicht das Ziel, wenngleich sie manchmal notwendig ist. Eine Erhöhung des pH-Wertes im Magensaft auf fünf beeinträchtigt unter anderem die Verdauung von Proteinen, damit auch von Allergenen, sowie die antimikrobielle Wirkung, die Kalzium- und Eisenresorption.

H2-Rezeptorenblocker: Diese Histaminblocker (wie Ranitidin oder Famotidin) hemmen die Bildung von Magensäure nicht ganz so stark, dabei aber physiologischer, und gelten als Mittel der zweiten Wahl, wenn Protonenpumpenhemmer nicht eingesetzt werden können. Sie wirken erst nach etwa 30 Minuten, dafür hält die Wirkung aber bis zu zehn Stunden an. Daher eignen sie sich besonders gut für nächtliches oder länger anhaltendes Sodbrennen. Ihre Einnahme kann unabhängig von den Mahlzeiten erfolgen.

Antazida: Sie puffern und neutralisieren die Magensäure durch basische Mineralien, wie verschiedene Basenpulver oder Aluminium- und Magnesiumhydroxid-Gele. Ihre Wirkung tritt bereits nach wenigen Minuten ein, ist aber schwächer bzw. hält (besonders bei Basenpulvermischungen) nicht so lange an wie jene der H2-Rezeptorenblocker oder Protonenpumpenhemmer. Treten Refluxbeschwerden nur gelegentlich auf, helfen Antazida. Chronischer Gebrauch von Aluminium- und Magnesiumhydroxid-Gel-Antazida, die eine längere Wirkdauer als Basenpulver haben, kann zu einer Ansammlung von Aluminium- und Magnesiumhydroxid im Körper führen (besonders bei eingeschränkter Nierenfunktion). Heilmoor und Heilerde binden ebenfalls überschüssige Säuren.

Alginate: Nach einer Mahlzeit eingenommen, können bestimmte Alginate sich wie ein schützender Deckel auf den Speisebrei im Magen setzen und somit einem Reflux entgegenwirken.

Chirurgische Therapien

Wenn die konservative medikamentöse Therapie keinen zufriedenstellenden Erfolg bringt, nicht (mehr) vertragen wird oder schwerwiegende Komplikationen drohen, ist eine operative Therapie in Erwägung zu ziehen. Man muss sich aber immer bewusst machen, dass eine Operation keine notwendigen Lebensstilveränderungen ersetzen kann. Problematische Verhaltensweisen bleiben problematisch und werden früher oder später zu neuerlichen, wenngleich eventuell anderen Beschwerden führen.

Die Standardoperation ist die **Fundoplikatio,** die meist ohne großen Bauchschnitt minimal-invasiv über eine Bauchspiegelung (Laparoskopie) erfolgt. Um den unteren Ringmuskel der Speiseröhre zu verstärken, werden Anteile des Magens manschettenartig ganz oder teilweise rund um den unteren Abschnitt der Speiseröhre genäht. Die Erfolgsquote ist hoch: etwa 80 Prozent der Patienten sind nach der Operation beschwerdefrei und brauchen keine Medikamente mehr, insbesondere keine Protonenpumpenhemmer. Bei Beibehalten der beschwerdeverursachenden Lebensgewohnheiten können im Lauf der Zeit jedoch wieder Probleme entstehen. Bei den übrigen 20 Prozent verschlimmern sich allerdings nicht selten die Beschwerden (Postfundoplikatio-Syndrom) oder es kommt zum Roemheld-Syndrom: einem Druckgefühl im Oberbauch und Blähungen aufgrund von Luftansammlungen im Magen. Weil die Luft nach oben Richtung Herz drückt, entsteht manchmal der Eindruck, nun zusätzlich an Herzbeschwerden zu leiden.

Zunehmend kommen auch alternative endoskopische Anti-Refluxtherapien zum Einsatz, wie das Einsetzen eines **Magnetrings** zur Unterstützung des Schließmuskels.

Die **Hochfrequenztherapie nach Stretta:** Der Chirurg sticht endoskopisch mit Nadeln in den unteren Ringmuskel, um dessen Muskelschicht zu erhitzen. Wenn die so provozierte Verletzung heilt, bilden sich Narben, die den Übergang von der Speiseröhre zum Mageneingang einengen und den Reflux somit verhindern. Ein Problem kann durch überschießende Narbenbildung und -verengung entstehen.

Die **Einspritzung von Kunststoffen:** Sie hat ebenfalls zum Ziel, den Übergang von der Speiseröhre zum Magen zu veröden und vernarben zu lassen. Auch hier ist die Frage, wie gut der Körper die verwendeten Kunststoffe verträgt oder ob sie Entzündungen auslösen.

Der **Endocinch®:** Der Chirurg rafft die Schleimhaut knapp oberhalb des Mageneingangs und modelliert mit einem Spezialendoskop Schleimhautfalten als Barriere für den Magensaft. Dadurch wird der Mageneingang enger und der Reflux vermindert.

Bei einem Großteil der Betroffenen ist die Erfolgsrate der kleineren Eingriffe mit denen der Fundoplikatio vergleichbar. Jedoch gibt es noch wenige Langzeiterfahrungen für diese neueren Methoden.

Die Ernährungsumstellung

Ganz wichtig und grundlegend ist eine Änderung der Lebens- und Ernährungsgewohnheiten. Folgende Maßnahmen sind daher Teil der Standardbehandlung:

- Essen Sie in Ruhe, kauen Sie genussvoll jeden Bissen. Die Mahlzeit soll die Sinne erfreuen.
- Nehmen Sie nicht zu große, eher eiweißreiche und fettarme Mahlzeiten ein.
- Am Abend wenig essen, nicht fett, nicht süß, nicht viel, nicht roh – Sie merken schon, optimal wäre eine ganz kleine leichte Mahlzeit oder Dinnercancelling, das abendliche Fasten.
- Legen Sie sich nach den Mahlzeiten zwei Stunden lang nicht hin. Dies gilt besonders nach dem Abendessen.
- Nachts hilft es, mit erhöhtem Oberkörper zu schlafen, indem das Bett am Kopfende um zirka zehn Zentimeter angehoben wird. Wer trotzdem flach schlafen möchte, sollte versuchen, sich eher auf die linke Seite zu drehen.
- Bücken nach dem Essen besser vermeiden, gehen Sie lieber in die Knie, anstatt den Oberkörper weit hinunter zu beugen.
- Vermeiden Sie einengende Kleidung (z.B. Gürtel, enger Bund von Hose oder Rock).
- Stellen Sie das Rauchen ein.
- Streben Sie Ihr Normalgewicht an, falls Sie übergewichtig sind.
- Vermeiden Sie Alkohol, Kaffee, Schokolade, Pfefferminze, fettreiche Speisen, Fruchtsäfte, Kohlensäure und Tomatensoße, da diese die Magensäureproduktion anregen bzw. den Speiseröhrenschließmuskel entspannen.
- Achten Sie auf ausreichende Bewegung, aber nicht zu intensiv und anstrengend unmittelbar nach den Mahlzeiten.
- Sehr hilfreich können gute Atemübungen zur besseren Beweglichkeit des Brustkorbs und Entkrampfung des Zwerchfells sein. Diese Dauerspannung kann die ansonsten feine Steuerung der Verdauungsprozesse stören. Wiederkehrende Beschwerden im Oberbauch führen häufig zu einer Abwehrspannung, wodurch der Körper versucht, die darunter liegenden Organe zu schonen. Das führt schlussendlich sogar zu einer Änderung der Körperhaltung.

Esskultur – essen mit allen Sinnen

- In Ruhe und Entspannung
- Gutes Kauen zerkleinert mechanisch und vergrößert die Oberfläche
- Durchmischung mit Speichel, Amylasen und Pro Enzymen
- Informationen durch Geschmack, Geruch, Haptik und Aromen
- Konzentration auf das Essen

Grundlegendes

Eines vorweg: Es gibt nicht das eine Rezept für alle! Sie haben schon an der Komplexität der Zusammenhänge erkannt, dass es wichtig ist, seine Beschwerden mit den eigenen Verhaltensmustern in Verbindung zu bringen. Die wohlwollende Aufmerksamkeit sich selbst gegenüber wird uns viele Erkenntnisse bringen können, welche Situationen und Nahrungsmittel im speziellen Fall Probleme machen. Seltene Ereignisse können entspannter betrachtet werden als ständig wiederkehrende oder überhaupt andauernde Beschwerden.

Nun können wir ursächlich und effektiv mit der Selbstbehandlung beginnen. Von der Behandlung her macht es natürlich einen großen Unterschied, ob es darum geht, einen müden, überforderten Verdauungstrakt nach der anfänglichen Schonung langsam anzuregen, zu durchbluten und zu mehr Leistung hin zu trainieren, oder ob es sich um einen chronisch überfüllten, überreizten Magen handelt, den es zu beruhigen gilt.

Zwei Knackpunkte: Bewusstsein und Darmschleimhaut

Wie in anderen Bereichen gelingt uns die notwendige Differenzierung beim Essen nur, wenn die dazu benötigte Aufmerksamkeit und Konzentration ausschließlich auf die Aufnahme von Speisen gerichtet ist. Wenn wir in einer sympathikogenen »Fight-or-flight«-Reaktionslage sind, wird unser Körper unweigerlich entsprechend reagieren: Alle Energie und Bereitschaft wird für Kampf- und Fluchtreaktionen bereitgestellt, wobei die Motilität, Sekretion und Durchblutung im Darm reduziert wird, die Sphinkteren schließen zu. Der Verdauungstrakt muss auf entspanntere Zeiten warten. Im Magen entsteht ein Völlegefühl und Druck nach oben, die Entleerung wird verzögert, früher oder später kommt es zum Reflux. Ähnlich wird die Verdauungsaktivität im Dünndarm reduziert, nur die Bakterien fühlen sich ungestört und fördern Gärungs- und Fäulnisprozesse mit Autointoxikation und den entsprechenden

Beschwerden. Säureblocker (PPIs) werden unter diesen Umständen das Problem höchst wahrscheinlich nicht verbessern können. Was hilfreicher sein könnte, sind eher propulsiv wirkende, also die Peristaltik vom Mund zum Darm fördernde, Phytotherapeutika – und eine Änderung der Esskultur. So trägt die zephale Phase (Essen mit allen Sinnen) etwa 40 Prozent zur Verdauungsleistung bei. Und wir müssen zur Kenntnis nehmen, dass für eine funktionierende Aufspaltung und Aufnahme der Nahrung zuerst einmal freie Energie zur Verfügung stehen muss.

Gut aufgespaltene Nahrung sollte jedoch von einer gesunden und funktionsfähigen Darmschleimhaut auch gut resorbiert werden können. Probleme entstehen für uns, wenn die Schleimhautbarriere gestört ist. Egal ob durch Viren, Bakterien, Parasiten, durch Medikamente oder Stress, extremen Sport, Gluten, Übersäuerung oder andere Faktoren verursacht – eine erhöhte Durchlässigkeit ermöglicht den vermehrten Übertritt von Pathogenen und Antigenen, die in der dünnen Bindegewebsschicht unterhalb der eigentlichen Schleimhaut (Submukosa) eine Reaktionskaskade des Immunsystems auslösen: Über Entzündungen und Autoimmunreaktionen bis zur Antikörperbildung und Entzündung sowie Kreuzreaktionen mit verschiedenen Gewebeantigenen und -rezeptoren. In der Folge entsteht ein tastbares und zumeist schmerzhaftes Ödem im Abfluss des Darmlymphsystems (Radix mesenterii).

Kurz gefasst lässt sich sagen, eine Barrierestörung steht am Beginn vieler Krankheiten. Daher muss hier unsere Therapie ansetzen.

Was ist immer schädlich?

Nikotin, Alkohol, Kaffee (Milchkaffee), Übergewicht – vor allem bei fortgeschrittener Schwangerschaft.

Stimulans für den schlappen Magen

Den müden und schlappen Magen, in dem der Speisebrei sehr lange liegenbleibt und der sich schwertut, genügend und ausreichend aggressive Magensäfte zu bilden, gilt es mit dosierten kleinen Reizen zu stimulieren. Zu viel Joghurt, große Salate, Fettgebackenes werden wohl nicht gut verdaut werden können. Hier sind anregende und wärmende Gewürze angebracht, Bitterstoffe als »Amara tonica«, eventuell ein kleiner Aperitif, um den Magen auf die bevorstehende Verdauungsaufgabe aufmerksam zu machen. Und sehr wichtig ist die entspannte Atmosphäre beim Essen. Um nicht die bedeutsamste Frage zu vergessen: Was hat den Magen überhaupt so müde gemacht? Wo gibt es hier Möglichkeiten, die Übermüdung zu vermeiden oder ihm regelmäßig und ausreichend Regeneration zu erlauben?

Kühlendes für den überhitzten Magen

Demgegenüber wird der schon bis zum äußersten überreizte, heiße und volle Magen einfach eine Zeit der Entlastung benötigen: kleine Portionen, Abkühlendes, eventuell auch Bitterstoffe. Eine andauernde Überreizung wird früher oder später in der Ermüdung oder sogar Erschöpfung enden. Und dann haben wir wieder den müden Magen.

Sauer oder basisch?

Ein ausgeglichener Säure-Basen-Haushalt ist für unser Überleben immens wichtig, also verfügt der Körper über verschiedene Puffersysteme, um dieses Gleichgewicht im Blut sicherzustellen. Was uns Probleme macht, ist die Verminderung von Basenreserven, um kurzfristige oder länger andauernde Säurebelastungen abfangen zu können und eine Übersäuerung des Bindegewebes zu verhindern. Dazu muss man sagen, dass alle unsere Verdauungsorgane (Magen, Dünndarm, Leber, Bauchspeicheldrüse) ausreichend Basen für ihr klagloses Funktionieren brauchen. Selbst der Magen benötigt genug Bikarbonat, um Magensäure produzieren zu können. Und unser Dilemma besteht darin, dass unsere Ernährungsgewohnheiten mit industriellen Fertigprodukten einfach zu viel Säure und zu wenig basische Inhaltsstoffe aufweisen. Dazu kommt, dass wir unter Stressbelastung viele basische Mineralstoffe verbrauchen und dadurch noch leichter sauer werden. Der ideale Ausgleich ist regelmäßige körperliche Betätigung in verträglicher Intensität, denn ein Zuviel macht wieder sauer. Genau das aber kommt im Alltag der westlichen Zivilisation viel zu kurz.

Die Einteilung von Nahrungsmitteln in sauer oder basisch erfolgt durch Beurteilung der Asche nach Verbrennung (als Imitat des Verdauungsprozesses) und durch Berücksichtigung des Aminosäurengehaltes. Daraus werden die Säure-Basen-Tabellen zusammengestellt. In der Praxis muss darauf geachtet werden, dass bei einer Mahlzeit möglichst immer ausreichend basische Gemüse vorhanden sind.

Kriterien für die Auswahl basischer Lebensmittel

› Reich an basischen Mineralstoffen (Kalium, Kalzium, Magnesium, Eisen)

- Arm an säurebildenden Aminosäuren (Methionin und Cystein, bei deren Abbau entsteht Schwefelsäure)
- Regen die körpereigene Basenbildung an (Bitterstoffe)
- Hinterlassen keine sauren Stoffwechselrückstände
- Enthalten Vitalstoffe, um überschüssige Säuren, Gifte und Schlacken besser neutralisieren und ausleiten zu können
- Wirken entzündungshemmend durch ihre Vitalstoffe, Antioxidantien, Fettsäuren
- Hoher Wassergehalt
- Fördern Darmgesundheit und stabilisieren eine gesunde Darmflora

Basisch	Die meisten Gemüse, Kartoffeln, reifes Obst (außer Zitrusfrüchte), Kräutertees, basische Mineralwässer, Milch, Sahne
Neutral	Fette, Öle, Nüsse, Wasser
Sauer	Getreideprodukte, Spargel, Spinatstängel, Mangold, Tomatenschalen, Fleisch, Fisch, Ei, Fonds, Fleischbrühe, Käse, Zucker, Alkohol, Kaffee, Fruchtsäfte (industrielle)

Je gesünder der Darm ist, umso besser und schneller können anfallende Säuren ausgeschieden werden, umso vollständiger verläuft die Verdauung und umso weniger Schlacken fallen überhaupt erst an.

Bewährtes aus der Komplementärmedizin

Behandlungsprinzipien nach Mayr

Dr. Franz Xaver Mayr (1875–1965) verdanken wir eine feinsinnige, schnelle und sehr gut praxistaugliche Diagnostik des Darmes, die uns wertvolle zusätzliche Informationen gibt, die weder von Labor, Ultraschall oder Röntgen, Computertomografie sowie Magnetresonanz zu erhalten sind und uns die Beschwerden unserer Patienten verständlich machen. Um den Bauch zu verstehen, muss man ihn ansehen und be-greifen im wahrsten Sinn des Wortes.

Schon die Bauch- und Haltungsveränderungen geben uns deutliche Hinweise auf Funktionsstörungen und Überforderungszustände: das Enteropathiesyndrom. Die Formveränderung wird vor allem durch eine muskuläre Tonusschwäche des Dünndarms verursacht, eine Darmträgheit, die oft durch den begleitenden Gasdruck und daraus resultierendem, normalem bis beschleunigtem Stuhlgang maskiert wird.

Wie bei jeder Überforderung muss die therapeutische Konsequenz zunächst Schonung im Sinne des Schutzes vor Überlastung sein, gleichzeitig möglichst die Behebung der Ursachen und anschließend ein individuelles Aufbautraining für den Verdauungstrakt.

- **Schonung:** durch leichte, gut verdauliche und bekömmliche Kost; das Vermeiden von unverträglichen Nahrungsmitteln ist gerade in dieser Phase sehr wichtig, die Einschränkung von häufig problematischen Lebensmitteln (Weizen bzw. Gluten, Kuhmilch, Hefe ...) gerade in dieser Zeit sinnvoll; das Einhalten von Nüchternphasen unterstützt wesentlich die Selbstheilungsvorgänge und die Autophagie (körpereigene Müllentsorgung); generell benötigt jede Regeneration freie Energie!
- **Säuberung:** Durch isotone Bittersalzlösung oder Ähnliches wird eine regelmäßige und gründliche Darmentleerung über zwei bis drei Wochen angestrebt, danach ausschleichen; die begleitende ärztliche manuelle Bauchbehandlung unterstützt die Darmregulation und gibt wichtige Hinweise zum Therapieverlauf.
- **Schulung:** Das Wiederentdecken einer sinnlichen Esskultur und das Kautraining spielen eine zentrale Rolle für die Nachhaltigkeit genau wie das Erkennen des Sättigungsgefühls (das viel früher auftritt als das Völlegefühl); die Wahrnehmung von Stuhlreiz und eine regelmäßige Entleerung sind notwendig für eine optimale Darmmotilität; insgesamt geht es um eine Wahrnehmungsschulung für die komplexen Zusammenhänge; regelmäßige Bewegung ist ebenfalls von Bedeutung für eine gute Verdauungsfunktion.
- **Substitution:** Häufig ist eine Basenzufuhr bei den häufigen Übersäuerungszuständen angezeigt sowie der Ausgleich von Mangelzuständen bei Magnesium, Kalium, Zink, bei Vitamin D und B12 sowie Folsäure sinnvoll; Darmbakterien (idealerweise nach Bestimmung des Mikrobioms) sind oft hilfreich; eventuell Quellstoffe, um dem trägen Darm eine wahrnehmbare, sämige Stuhlmasse zu bieten.

Diese Vorgehensweise, lange genug durchgeführt, ermöglicht praktisch immer eine deutliche Verbesserung der Beschwerden und es wird oft erst nach einer längeren Behandlungsphase erkennbar, welche Probleme funktioneller

Natur sind und welche noch übrig bleiben und wirklich medikamentöse Therapie benötigen. Auch viele Unverträglichkeiten gehen deutlich zurück oder verschwinden sogar – eine gesunde Schleimhaut und Barriere ermöglicht eben auch bessere Funktion und Schutz.

Am effektivsten ist zweifelsfrei die Durchführung einer **stationären Stoffwechselkur,** die den wünschenswerten Abstand zum Alltag ermöglicht, um eingefahrene Gewohnheiten zu hinterfragen und eine Neuorientierung zu ermöglichen. Die ganze vorhandene Energie kann in dieser Situation für die Regeneration und Selbstheilung zur Verfügung stehen. Bei uns im Vollererhof, einem ganzheitsmedizinisch ausgerichteten Ambulatorium in einem Kurhotel in Puch bei Salzburg, erleben wir alle Formen der Therapiedurchführung:

› Die **Vollkur,** die je nach Ausgangssituation und individueller Reaktionsfähigkeit drei Wochen oder länger dauert, ist die optimale Vorgangsweise.

› Die **Kurzkur** über ein bis zwei Wochen, die eine Initialzündung für Veränderungen bedeuten und die für sich schon Selbstheilungsprozesse in Gang bringen kann. Speziell dann, wenn eine Vor- und Nachkurphase angefügt wird, ist das eine sehr effektive Variante.

› Die **Erinnerungs- und Auffrischungstage,** wenn alte und problematische Gewohnheiten wieder mehr Platz ergreifen. Herausgenommen aus dem Alltag und mit den Erfahrungen der letzten Monate lassen sich oft die entscheidenden, problematischen Gewohnheiten klarer identifizieren und neue Verhaltensweisen finden, um sie dann in den Alltag zu integrieren.

  Während des Aufenthaltes führen wir die ärztliche manuelle Bauchbehandlung möglichst täglich durch und setzen unterstützende Heilverfahren aus Physiotherapie und Massage ein, ebenso wie Elemente aus TCM und Ayurveda. Entspannungs- und Atemtechniken kommen ebenso zum Einsatz wie »Bauchhypnose«.

› **Ambulante Form:** Es ist auch möglich, eine Stoffwechselkur zu Hause und im Alltag durchzuführen, jedoch ist es wichtig, auf genügend Schonung und Rückzugsmöglichkeiten zu achten. Eine ärztliche Begleitung zur Feinabstimmung ist dabei sehr empfehlenswert! Auf der Homepage der »Internationalen Gesellschaft der F.-X.-Mayr-Ärzte« www.fxmayr.com finden Sie ausgebildete Mayr-Ärzte in Ihrer Umgebung.

MayrPrevent® Gesellschaft für moderne MAYR medizin

Ausgezeichnet durch die INTERNATIONALE GESELLSCHAFT DER MAYR-ÄRZTE 2014

Hausmittel

- Das schnellste: Ein Glas klares **Wasser** ohne Kohlensäure spült die Speiseröhre und den Magen, vermindert dadurch den Säuregehalt und mindert Beschwerden durch Sodbrennen augenblicklich (aber nur kurz).
- **Natron, Soda, Bikarbonat, Natriumhydrogencarbonat, Basenpulver** sorgen im Magen sehr schnell für einen relativ neutralen pH-Wert von sechs bis sieben in der Schicht zwischen Zelloberfläche und Magenschleim, neutralisieren den sauren Magenbrei und schützen die Schleimhaut. Da es zu einem reflektorischen Säureausstoß in den Magen kommen kann, muss diese Maßnahme manchmal mehrmals und über längere Zeit wiederholt werden. Jedenfalls gelingt damit eine verstärkte Zufuhr basischer Mineralstoffe.
- **Kartoffelsaft** hat sich in der Volksheilkunde zur Neutralisation der Magensäure bestens bewährt (S. 75). Bei der Selbstherstellung achten Sie bitte darauf, dass die rohen biologischen Kartoffeln ungeschält, gründlich gesäubert und vollständig entkeimt, nicht grün und nicht von Braunfäule befallen sind. Für eine Portion nimmt man vier mittelgroße Knollen. Am einfachsten und schnellsten geht es mit einem Entsafter. Alternativ kann man sie reiben, dann in ein sauberes Geschirrtuch geben und den Saft über einer Schüssel ausdrücken. Der frische Kartoffelsaft sollte bald getrunken und zwischendurch umgerührt werden, weil sich die Stärke sonst leicht absetzt. Bei längerem Stehen verfärbt er sich und ist weniger wirksam.

  Roher Kartoffelsaft kann unterschiedlich hohe Mengen des schwach giftigen Alkaloids Solanin enthalten. Allerdings ist der Gehalt an Solanin in den heutigen Kartoffelsorten sehr gering. Der größte Teil sitzt in und direkt unter der Schale an Druckstellen und dort, wo die Knollen unter Lichteinfluss grüne Stellen entwickeln. Wer auf Nummer sicher gehen will, schält die Kartoffeln. Kartoffelsaft bei Sodbrennen ist selbst bei Schwangeren gut einsetzbar *(Struck D: Sodbrennen in der Schwangerschaft – ein Fall für Kartoffelsaft. Ernährung & Medizin. 2006; 21(3):118-9)*. Eine mögliche Dosierung: Drei- bis viermal täglich fünf Milliliter Saft und vor dem Zubettgehen nochmals zehn Milliliter. Der Kaloriengehalt des Saftes ist mit 16 Kcal pro 100 Milliliter (0,3 BE) gering. Als Frischpflanzen-Presssaft ist er mit arzneilicher Zulassung in Apotheken oder Reformhäusern erhältlich. Nach der Öffnung einer Flasche ist eine durchgehende Kühlung notwendig.

- Aus dem Bereich der Phytotherapie kann besonders **Leinsamenschleim** empfohlen werden. Hierzu werden zwei bis drei Esslöffel eines geschroteten oder zerkleinerten speziellen Leinsamens (z.B. Linusit) am Vorabend in einem viertel bis halben Liter Wasser eingeweicht, am Morgen kurz aufgekocht, durch ein Tuch gedrückt, um den Schleim vom Leinsamen zu trennen. Der Schleim kann dann in eine Thermosflasche gefüllt und lauwarm über den Tag verteilt in kleinen Schlucken getrunken werden. Eine Wirkungsverbesserung kann durch Beimischung von Kamillenblütenextrakt erreicht werden. *(Prof. Karin Kraft vom Lehrstuhl für Naturheilkunde an der Universität Rostock: Refluxösophagitis)*
- **Helfer in der Küche,** die man sehr gut beim Kochen oder Würzen unterstützend einsetzen kann:
  - Bei verzögerter Magenentleerung durch schwache Verdauungsleistung im Dünndarm, insbesondere durch eine reduzierte Leistung der Bauchspeicheldrüse (relative oder absolute Pankreasinsuffizienz) können Pankreas- oder pflanzliche Verdauungsenzyme diese Funktionsschwäche ausgleichen und bei (erhöhtem) Bedarf mit der Mahlzeit eingenommen werden. Eine gute Wahl ist dabei **Ananas-** und **Papayasaft,** weil die Früchte Verdauungsenzyme (Bromelin, Papain) enthalten, die Proteine aufspalten können und dadurch den Magen beruhigen.
  - Der Saft der **Aloe-Vera-Pflanze** kühlt den Magen und besänftigt die unangenehmen Symptome von Sodbrennen (S. 68). Außerdem reguliert er die Verdauung und die Magensäure und hilft sowohl bei Verstopfung als auch bei Durchfall.
  - **Artischocken** regen die Verdauung an und unterstützen Galle und Leber.
  - **Basilikum** ist eine wunderbare Würzpflanze, die bei einer ganzen Reihe von Magenproblemen hilft: Übelkeit, Völlegefühl und Sodbrennen. Zwei bis drei Basilikumblätter kauen und Sodbrennen sowie Magendruck lassen nach.
  - **Ingwer** gehört zu den ältesten natürlichen Mitteln gegen Verdauungsprobleme, hat beruhigende und entzündungshemmende Wirkung. Bei Sodbrennen hilft ein Teelöffel des geraspelten Ingwers mit einem Teelöffel Zitronensaft und ein bis zwei Teelöffeln Honig, in 250 Milliliter warmes Wasser gemischt.
  - **Kümmelfrüchte,** fein gemahlen, sind aber vor allem in Form von Tee empfehlenswert.

- **Kurkuma** (Gelbwurz) ist fast ein Zaubermittel bei Magenproblemen und äußerst einfach anzuwenden. Man kann es nämlich zu fast allen Gerichten dazu geben, sodass Sodbrennen kaum entstehen kann.
- **Liebstöckel** (Maggikraut) ist in der Küche wegen seines würzigen Geschmacks sehr beliebt und beruhigt die Magennerven.
- Erstaunlicherweise ist der **Senf** ein hervorragendes Mittel gegen Sodbrennen. Einen kleinen Löffel Senf in einem halben Glas Wasser auflösen und trinken – die Wirkung tritt innerhalb von Minuten ein.
- Fünf bis sechs Esslöffel **Magertopfen** (Quark) empfiehlt beispielsweise das deutsche Institut für Qualität und Wirtschaftlichkeit im Gesundheitswesen – darf durchaus von Schaf oder Ziege stammen. Die Kombination mit einem Esslöffel Leinöl ist dabei sehr wertvoll.
- **Mandeln,** eine Handvoll, etwa 20 Stück, neutralisieren innerhalb von ca. 20 Minuten nach der Einnahme.
- **Tomaten-, Sellerie- und Weißkohlsaft** beruhigen den Magen, und es wäre gut, sie auch nach jeder Mahlzeit Teelöffel für Teelöffel einzuspeicheln und zu trinken.
  Sellerie neutralisiert ein Zuviel an Säure im Magen. Zerhacken Sie frische grüne Sellerieblätter, kochen Sie eine gute Handvoll davon mit einem Liter Wasser auf. Fünf Minuten abgedeckt ziehen lassen, dann abseihen und lauwarm trinken. Aber auch als Gemüsebrühe zusammen mit anderen Wurzelgemüsen gibt das eine wunderbare basische Bouillon.
- Drei bis vier **Wacholderbeeren** ordentlich kauen und dann ausspucken, nicht schlucken!
- Magenschützend, einhüllend und neutralisierend wirken Pflanzen, die Schleim enthalten. Besonders zu empfehlen sind Schleime aus **Leinsamen, Flohsamen, Eibisch, Malve und Spitzwegerich** (Muzilaginosa). Damit sie bei Sodbrennen die Speiseröhre länger auskleiden, werden sie langsam und löffelweise eingenommen.
- **Süßholzwurzel** ist vor allem dafür bekannt, Krämpfe zu lösen und die Schleimhaut vor einem Zuviel an Säure zu schützen.
- Helfende Küchengewürze sind: **Bohnenkraut, Estragon, Beifuß, Rosmarin, Salbei, Thymian, Wermut.**

Heilkräuter

Man kann durchaus einzelne Heilpflanzen verwenden, in der Regel bewähren sich aber Mischungen, bei denen sich die einzelnen Heilwirkungen ergänzen.

- **Angelika** (Engelwurz) ist für ihre entspannende und beruhigende Wirkung auf den Verdauungstrakt bekannt. Sie kann die Magensäure regulieren. Volle Sonne meiden, Haut reagiert lichtempfindlich!
- **Bittere Schleifenblume** wirkt anregend auf die Magenmuskulatur, was Druck- und Völlegefühl verbessert. Zum anderen besitzt sie auch entspannende Eigenschaften bei Krämpfen.
- Auch **Kamille** und **Fenchel** haben sich zur Neutralisation der Magensäure bewährt. Sie unterstützen, ähnlich wie auch Schafgarbe und Mariendistel, die Abheilung einer Entzündung.
  Kamille gehört zu den Klassikern mit seiner beruhigenden und entzündungshemmenden Wirkung, sie kann die Säureproduktion des Magens regulieren. Bei leichten Refluxbeschwerden empfiehlt die Naturheilkunde eine 14-tägige Rollkur mit Kamillenblütenextrakt in einem Glas warmem Wasser: Ein Viertel davon auf nüchternen Magen trinken. Anschließend legt man sich zehn Minuten auf den Rücken. Daraufhin trinkt man dann das nächste Viertel, rollt sich auf die linke Seite und wiederholt dasselbe mit der Bauch- und der rechten Seitenlagerung.
- **Pfefferminze** sorgt für Linderung bei Übelkeit und Blähungen. Bei Sodbrennen kann die Wirkung allerdings den gegenteiligen Effekt haben, da die Pfefferminze die Entspannung des Magenpförtners unterstützt.
- **Heilkräuter nach Hildegard von Bingen** bei Sodbrennen sind:
  - **Beifuß, Fenchelkraut, Fenchelsamen, Poleiminzeblätter** und eine Mischung aus **Weinraute** und **Salbei.**
- **Bewährte Tees,** in Reformhäusernaben erhältlich, seien hier angefügt:
  - Die Kombination aus **Bitterer Schleifenblume, Angelikawurzel, Kamillenblüten, Kümmel-** und **Mariendistelfrüchten, Melissenblättern, Schöllkraut** und **Pfefferminzblättern** hat sich in mehreren klinischen Studien bewährt. Damit wurde ein schmerzlindernder, motilitätsfördernder, reflux- und entzündungshemmender Effekt nachgewiesen. So waren in einer Vergleichsstudie mit Metoclopramid signifikant mehr Patienten durch das Phytotherapeutikum beschwerdefrei *(Iberogast oder STW 5- Z Gastroenterol 2007, 45:1041-1048).*

- Speziell gegen gasassoziierte Beschwerden wie Magendrücken, Völlegefühl, Blähungen und vorzeitiges Sättigungsgefühl können ebenfalls pflanzliche Zubereitungen helfen, etwa solche mit **Enzianwurzel, Kümmelfrüchten, Pfefferminz-** und **Artischockenblättern.** Dabei regen die Bitterstoffe im Enzian die Verdauung an. Die ätherischen Öle in Kümmel und Pfefferminze wirken krampflösend und Artischockenextrakte regen den Gallenfluss an und verbessern so die Fettverdauung.
- Bei Oberbauchbeschwerden (Dyspepsie) werden vorwiegend Arzneidrogen eingesetzt, die die gastrointestinale Motorik anregen (Amara/Aromatika) und dadurch Völlegefühl, Gasbildung (Meteorismus), Oberbauchbeschwerden und Krämpfe lindern, sowie Ätherisch-Öl-Drogen, die krampflösend (spasmolytisch), peristaltikfördernd und antibakteriell wirken. Häufig in Tees genutzte Pflanzenbestandteile sind: **Angelika-, Enzian-** und **Löwenzahnwurzel, Pomeranzenschalen** und **Pfefferminzblätter, Schafgarben-, Tausendgülden-** und **Wermutkraut, Fenchel-, Kümmel** und **Korianderfrüchte** sowie **Kamillenblüten.**
- Gegen Blähungen und krampflösend wirkt eine Mischung aus gleichen Teilen **Kümmelfrüchten, Kamillenblüten, Pfefferminzblättern** und **Baldrianwurzel.** Ist auch eine gallentreibende und appetitanregende Wirkung gewünscht, kann eine Teemischung aus **Angelikawurzel** (20,0), **Schafgarbenkraut** (30,0), **Tausendgüldenkraut** (10,0) und **Wermutkraut** (10,0) helfen.
- Die Teemischung aus **Kamille, Malve** und **Eibisch** kann einen gereizten Magen beruhigen.
- **Fenchel-Anis-Kümmel-**Tee ist ebenfalls für seine wohltuende Wirkung auf den Magen-Darm-Trakt bekannt und dabei sehr beliebt – auch während der Schwangerschaft und der Stillzeit. Bewährt hat sich eine Kombination *(Heidelberger Sieben-Kräuter-Mischung),* wo zusätzlich **Wermut, Schafgarbe, Wacholder** und **Bibernelle** enthalten sind.
- **Kamille-Fenchel-Süßholzwurzel-**Tee ist ein empfehlenswertes pflanzliches Mittel gegen Sodbrennen.

Trinken Sie über den Tag verteilt drei bis fünf Tassen der Tees, am besten warm und in kleinen Schlucken. Finden Sie für sich heraus, welche Mischung Ihnen am besten bekommt.

Unterstützung der Kohlenhydratverdauung

In Industrienahrung sind zu viel Zucker, Fruktose und raffinierte Kohlenhydrate enthalten. Auszugsmehle, Säfte und auch Obst(säfte) fördern im Verdauungstrakt Gärungsvorgänge, die zur Entstehung von giftigen Fuselalkoholen wie Methanol, Propanol und Butanol führen. Diese werden im Darm aufgenommen und belasten die Leber. Blähungen und aufgetriebener Bauch sind die Folge.

› Verschiedene **Gewürze** wirken Gärungs- und Blähungsprozessen entgegen: **Anis, Fenchel, Kümmel, Dill, Petersilie, Koriander, Kerbel, Muskat**

Unterstützung der Eiweißverdauung

Zu viel Eiweiß in Form von Fleisch, Wurst, Fisch, Milchprodukten, Ei, Soja usw. kann durch unzureichende Verdauung zur Bildung toxischer Fäulnisprodukte führen, die uns müde und krank machen können. Wenn Ihnen Eiweiß beim Essen Schwierigkeiten wie Völlegefühl, Magendruck und Blähungen bereitet, können folgende Heilkräuter eine gute Unterstützung sein, die Produktion der Verdauungssäfte anzuregen und so der Fäulnis entgegenzuwirken:

› **Senfölgewächse** wie alle Kressearten (Brunnen-, Kapuzinerkresse), Meer- und Schwarzrettich, Schwarzer Senf, Löffelkraut
› **Laucharten:** Schnittlauch, Porree, Bärlauch, Zwiebel, Knoblauch
› **Bitterelixiere:** Versuchen Sie Ihre persönliche Reaktionsweise herauszufinden und stimmen Sie die Verwendung der Küchenkräuter darauf ab.

Unterstützung der Fettverdauung

Die Fette in Convenience-Food sind qualitativ meist minderwertig oder schwer bekömmlich zubereitet. Zusammen mit einer Funktionsschwäche der Verdauungsorgane und einer gestörten Produktion von Galle und Bauchspeichelenzymen kann uns das Essen dann lange Zeit schwer im Magen liegen.

Homöopathie

Bei regelmäßigem Sodbrennen hat die Homöopathie einiges zu bieten. Zur Akutbehandlung gehören bei den sogenannten bewährten Indikationen unter anderem die engmaschige Einnahme von Acidum sulfuricum, Capsicum, Strychnos nux vomica und Robinia pseudacacia in niederen Potenzen oder als individuelle Konstitutionstherapie. Auch Komplexmittel, das sind Mischungen aus mehreren Arzneien, die die häufigsten Symptome abdecken sollen, wirken oft gut. Wobei die hohe Schule der Homöopathie aus einer penibel durchgeführten Anamnese die wegweisenden, sehr individuellen Symptome bezieht, um eine ganz personenspezifische Arznei auswählen zu können, die dann auch eine recht tiefgreifende regulierende Wirkung erzielen kann.

Erhellendes aus der TCM

Der Magen ist aus der Sicht der Traditionellen Chinesischen Medizin (TCM) ganz wichtig für unsere Gesundheit; gemeinsam mit der Milz stellt er die Quelle des Qi dar (die Lebensenergie, die den gesamten Körper versorgt). Daher geht es darum, die Nahrung zur weiteren Verdauung nach unten zu leiten und so für ausreichend gute Körpersäfte zu sorgen, kurz gesagt, »die Mitte« zu stärken. Eine Störung der Weiterleitung durch hastiges und zu üppiges Essen unter Stress führt zur Stagnation im Magen oder zum Magen-Feuer. Hinweise auf eine beginnende Schwäche des Magens und damit mangelndes Magen-Qi mit Umkehr des Energieflusses sind: Ständiges Völlegefühl, aufstoßen und leichte Übelkeit nach jeder (auch kleinen) Mahlzeit, kaum Hunger. Später gesellen sich Sodbrennen, Gastritis, Durchfall oder Verstopfung dazu.

Der Magen liebt es warm, saftig und regelmäßig

Die Nahrungsmittel werden in der TCM nach ihren Eigenschaften den verschiedenen thermischen Qualitäten zugeordnet. Das Bestreben ist, durch die Kombination der verschiedenen Lebensmittel und Gewürze und die entsprechende Zubereitung eine gute Ausgewogenheit zu erreichen. Warme und heiße Lebensmittel benötigen also zum Ausgleich auch etwas Kühles oder Kaltes.

Für viele von Sodbrennen und Reflux Betroffene ist der rebellierende Magen deutlich spürbar, und die Symbolsprache der TCM gut nachvollziehbar. Dann stellt die folgende Zuordnung eine gute Hilfe zur Auswahl der richtigen Ernährung dar. Es geht immer darum, ein entstandenes Ungleichgewicht durch sanft ausgleichende Maßnahmen wieder in Balance zu bringen.

Magen-Kälte

Zu viel kaltes und abkühlendes Essen und Trinken in Kombination mit zu wenig Erholung führen zu Druck und Völlegefühl im Oberbauch, zu hartnäckigem Unwohlempfinden und ständiger leichter Übelkeit, fehlendem Durstgefühl und Verlangen nach Wärme. Daher geht es zunächst darum, weiter abkühlende Nahrungsmittel wie Joghurt, Südfrüchte und Pfefferminze zu vermeiden und nicht frisch aus dem Kühlschrank zu essen.

Stattdessen sollten wärmende Mahlzeiten (Suppen und Eintöpfe mit Mangold, Karotten, Champignons, Zucchini und Tofu) zugeführt werden, am besten zwei- bis dreimal täglich frisch gekocht, mit wärmenden Gewürzen (Ingwer, Zimt, Nelke, Kardamom – wie sie in der traditionellen europäischen Heilkunde ebenso verwendet werden). Das muss deswegen nicht kompliziert werden.

Magen-Hitze

Unter Druck und im Stress zu üppig essen, gegrilltes, scharf angebratenes oder paniertes Fleisch, Frittiertes, scharfe Gewürze, Alkohol, Kaffee und Nikotin, oft noch spät abends, das sind die Verursacher von Sodbrennen, stechendem Übersäuerungsgefühl, ständigem Verlangen nach kalten Getränken, ständigem Hunger in Kombination mit missmutiger und gereizter Stimmung, Mundgeruch und Zahnfleischproblemen sowie fauligen Ausscheidungen.

Der therapeutische Ansatz besteht in der Reduktion der verursachenden erhitzenden Nahrungsmittel und in bewusstem, entspanntem Essen. Sanft abkühlend wirken Kompotte und saftige Gemüse (wie Kartoffel, Kürbis, Zucchini, Karfiol, Stangensellerie) sowie Apfel und ein wenig Rohkost. Heilsam wirkt oft der Verzicht auf das Abendessen.

Magen-Trockenheit

Wenn zu wenig regelmäßig gegessen, dafür aber eher genascht und viel Tee und Kaffee zugeführt wird, kommt es zur Austrocknung von Haut und Schleimhäuten, auch im Magen, der dann nicht optimal funktionieren und eine Gastritis entwickeln kann. Oft gelingt es nicht, Gewicht zuzunehmen und der Stuhl ist eher hart. Hier geht es um Ernährung in jeder Hinsicht, regelmäßig dreimal täglich gekochte Mahlzeiten (insbesondere schon zum Frühstück), saftige und sanft befeuchtende Suppen, Breie, Eintöpfe und Kompotte. Dafür wenig Austrocknendes und Erhitzendes wie Chili, Ingwer, Pfeffer, Curry, Würste, Gegrilltes, Alkohol und Kaffee.

Stagnation

Der scharfe Geschmack von Ingwer, Radieschen, Rettich, Kresse, Zwiebel, Knoblauch und Chili kann die Verdauung wieder in Bewegung bringen. Bittere Kräuter, Salate und Gemüse helfen dabei. Die natürliche Süße von Obst, Gemüse und Getreide wirkt ebenfalls tonisierend und anregend auf die Verdauungsorgane.

Heiß	Bockshornklee, Chili, Fenchelsamen, gegrilltes und rotes Fleisch, Pfeffer, Zimt
Warm	Essig, Ingwer, Kakao, Kardamom, Knoblauch, Küchenkräuter, Kümmel, Kurkuma, Vanille, Zimt, Zwiebel
Neutral	Avocado, Brombeeren, Erdbeeren, Erbsen, Hülsenfrüchte, Kakao, Papaya, Safran, Süßholz, Trauben
Kühl	Ananas, Champignons, Kresse, Orange, Pfefferminze, Sellerie, Spinat, Zucchini
Kalt	Banane, Gurke, Salz, Tomate, Wassermelone

Trennkost nach Hay

Als sehr hilfreich bei Störungen und Überforderung der Verdauungsorgane hat sich die Hay'sche Trennkost erwiesen. Wenn man einmal das Prinzip verstanden hat, nämlich Eiweiß und Kohlenhydrate getrennt voneinander zu essen, so lässt sie sich auch sehr gut im Alltag umsetzen. Wichtig ist: Die Trennkost ist kein Dogma, an das man sich für immer halten muss, sondern eine ganz pragmatische Hilfestellung, die man für längere Zeit in Form einer Kur durchführen oder auf die man bei Bedarf auch nur für einzelne Mahlzeiten erfolgreich zurückgreifen kann.

Was ist das Prinzip? Es gibt drei Nahrungsmittelgruppen:

- Überwiegend **eiweißhaltige** Nahrungsmittel
- Überwiegend **kohlenhydrathaltige** Nahrungsmittel
- **Neutrale** Nahrungsmittel

Sowohl eiweißhaltige als auch kohlenhydrathaltige Nahrungsmittel bilden säurehaltige Substanzen. Da es bei einer Mischkost aus Eiweiß und Kohlenhydraten zu einer übermäßigen Säurebildung kommt, ist es wichtig, diese beiden Gruppen innerhalb einer Mahlzeit zu trennen, um einen Säureüberschuss zu vermeiden. Neutrale Lebensmittel, wozu die meisten Gemüsesorten sowie Obst gehören, können Basen bilden und somit dazu beitragen, die Säurebildung zu verringern.

Im Hay'schen Ideal sollte die Ernährung zu 80 Prozent aus basenbildenden (also überwiegend neutralen Lebensmitteln und Obst) und nur zu 20 Prozent aus säurebildenden Kohlenhydraten und Eiweißen bestehen:

› **Saure** (säurebildende) Lebensmittel, die eine Übersäuerung begünstigen: Tierische Eiweiße, wie Fleisch, Wurst, Eier, Milch und Milchprodukte; Weißmehlprodukte (Brot, Nudeln etc.); Süßes; kohlensäurehaltige Getränke; Konservierungsstoffe; Alkohol; Kaffee; Nikotin. Dazu zählen aber auch seelische Faktoren wie Angst, Stress, Ärger.
› **Basische** (basenbildende) Lebensmittel, die einer Übersäuerung entgegenwirken: Gemüse, Obst, Salat, Kartoffeln. Dazu zählt auch eine gesunde Lebensführung mit ausreichend Schlaf, Ruhe, viel Bewegung und möglichst wenig Stress.
› **Günstige Kombinationen:**
  - 80 Prozent neutrale Lebensmittel + 20 Prozent Eiweiß
  - 80 Prozent neutrale Lebensmittel + 20 Prozent Kohlenhydrate

Diese Kombination soll für die gesamte Mahlzeit beibehalten werden. Das lässt sich in der Praxis gut und einfach umsetzen, auch das Mengenverhältnis von vier Teilen zu einem Teil. In der Familie können Sie für die restlichen Familienmitglieder bei Bedarf einfach noch die »fehlende« Zulage ergänzen.

In der Originalversion werden morgens und abends Kohlenhydrate gegessen, mittags Eiweiß. Heutzutage wird das Eiweiß oft abends bevorzugt. Das sind aber Details, die jeder für sich selbst herausfinden sollte und wohl auch muss, da die Problematik sehr individuell ist. Wer auf Kohlenhydrate schnell saure Blähungen bekommt, sollte eher Eiweiß essen, wer mit fauligen Winden reagiert, dem tun die Kohlenhydrate vermutlich besser. Das Ziel ist stets, vom Tisch frisch, unbeschwert und ohne Blähungen aufzustehen.

Kohlenhydrat-gruppe	Brot, Gebäck, Kuchen, Kekse, Nudeln, Reis, Haferflocken, Mehl; Kartoffeln, Süßkartoffeln, Zuckermais, getrocknete Tomaten, getrocknete Pilze; süße Äpfel, Bananen, Trockenfrüchte; Bier, Malzbier, fruchtiger Wein; süße Aufstriche, Sirup, Zucker
Eiweißgruppe	Alle Fleischprodukte, alle Wurstprodukte; alle frischen, geräucherten und gegarten Fische, Meeresfrüchte; Milch, Käse mit weniger als 50 Prozent Fettanteil; Eier; alle Sojaprodukte, Beeren (außer Heidelbeeren); Stein- & Kernobst (Äpfel, Birnen, Marillen, Zwetschgen, Kirschen, Pfirsiche); Zitrusfrüchte, exotische Früchte, Säfte, trockener Sekt, Wein
Neutrale Gruppe	Alle Gemüsesorten, außer gekochte Tomaten, alle Blattsalate; alle Pilze, außer getrocknete; Heidelbeeren; alle Nüsse, außer Erdnüsse; Oliven; alle Kerne (Sonnenblumen-, Kürbiskerne usw.); rohes Fleisch (Tatar, Carpaccio); rohe & geräucherte Wurst (Salami, etc.); roher Fisch, rohe Meeresfrüchte, geräucherter Fisch; Käse mit mehr als 60 Prozent Fettanteil, Rohmilchkäse (Feta, Camembert usw.), gesäuerte Milchprodukte, Schlagobers, Mozzarella, Frischkäse, Butter, Margarine, Pflanzenöle; Kaffee, Kräutertee, Wasser; Gewürze, Kräuter, Gemüsesuppe, Hefe, Kokosmilch

Und so geht's

Wählen Sie ein Haupt-Lebensmittel aus der Trennkosttabelle aus, mit welchem Sie eine Mahlzeit zubereiten wollen.

	Neutrale Lebensmittel	+	Eiweiß
Gemüse	Gemüsesorten außer den Ausnahmen; alle Pilze, alle Keimlinge und Sprossen		Alle gegarten Fleischsorten (wie z.B. Steak); alle gegarten Würste; Schinken
Fleisch / Wurst	Rohes Fleisch (wie z.B. Tartar); Luft getrocknete Salami oder Schinken		Gekochte Tomaten
Fisch / Meeresfrüchte	Rohe Fischprodukte (wie z.B. Matjes, Räucherlachs)		Alle gegarten Fische, Schalen- und Krustentiere
Obst	Avocados, Oliven, Heidelbeeren, Melonen, Rhabarber, Kokos		Ananas, Mango, Papaya, Weintrauben, Brombeeren, Himbeeren, Johannisbeeren, Grapefruit, Mandarinen, Orangen, Zitronen, Kirschen, Marillen, Nektarinen, Pflaumen
Milch- / Soja- / Käseprodukte	Butter, Sahne, alle Käse mit mind. 50 % Fett i. Tr. (wie z.B. Mozzarella, Ricotta, Schafskäse, Brie); Schafs- und Ziegenmilchprodukte; Buttermilch, Joghurt, Kefir, Quark (ungesüßt)		Frischmilch; alle Käsesorten bis 50 % Fett i. Tr. (wie z.B. Edamer, Gouda, Tilsiter. Parmesan) Sojaprodukte, Tofu
Sonstiges	Alle Küchenkräuter und Gewürze, Samen und Nüsse (außer Erdnüsse), Hefe, Obstessig; Pflanzliche und tierische Fette, Eigelb		Eier ganz; Eiweiß; Aceto Balsamico

oder so

	Neutrale Lebensmittel	+	Kohlenhydrate
Gemüse	Gemüsesorten außer den Ausnahmen; alle Pilze, alle Keimlinge und Sprossen		Kartoffeln, Süßkartoffeln; Schwarzwurzeln
Fleisch / Wurst	Rohes Fleisch (wie z.B. Tartar); Luft getrocknete Salami oder Schinken		
Getreide-produkte			Alle Getreidesorten, Hafer, Reis, Brote, Nudeln, Mais, Hirse, Kuchen, Kekse
Fisch / Meeresfrüchte	Rohe Fischprodukte (wie z.B. Matjes, Räucherlachs)		
Obst	Avocados, Oliven, Heidel-beeren, Melonen, Rhabarber, Kokos		Bananen, Datteln, Feigen; sehr süße (reife) Trauben und Äpfel; Trockenfrüchte
Milch- / Soja- / Käseprodukte	Butter, Sahne, alle Käse mit mind. 50 % Fett i. Tr. (wie z.B. Mozzarella, Ricotta, Schafskäse, Brie); Schafs- und Ziegenmilchprodukte; Butter-milch, Joghurt, Kefir, Quark (ungesüßt)		
Sonstiges	Alle Küchenkräuter und Gewürze, Samen und Nüsse (außer Erdnüsse), Hefe, Obstessig; pflanzliche und tierische Fette, Eigelb		Zucker (sollte aber vermieden werden); Honig, Ahornsirup; Apfel- und Birnendicksaft

Allergien und Unverträglichkeiten von Nahrungsmitteln

Bei der Zubereitung der Speisen berücksichtigen Sie bitte bekannte Allergien und Unverträglichkeiten. Häufig können Sie das betreffende Nahrungsmittel durch ein anderes, harmloses ersetzen. Wenn Sie sich nicht sicher sind, ob Sie ein bestimmtes Lebensmittel vertragen, können Sie einen Auslassversuch über zwei bis drei Wochen machen oder Sie können in einer Rotationsform die verdächtigen Nahrungsmittel nur alle paar Tage essen, sodass Sie immer vier bis fünf Tage Pause vor der nächsten Wiederholung einhalten.

Unverträglichkeiten gegen Fruchtzucker, Milchzucker oder Histamin sind keine immunologische Reaktion, sondern ein Mangel an Aufspaltungs- und Aufnahmekapazität und zumeist sehr mengenabhängig, sodass kleine Mengen über den Tag verteilt eher ohne Probleme vertragen werden können. Außerdem hat ein gesunder Darm ein wesentlich besseres Arbeitsvermögen als ein überlasteter – auch hier bereitet ein müder und überforderter Verdauungstrakt wesentlich mehr Probleme.

Das legen wir Ihnen ans Herz

Auf den folgenden Seiten finden Sie Vorschläge für die Gestaltung Ihrer Nahrungsumstellung, für die wir Köstlichkeiten aus unserem Rezeptbuch zusammengetragen haben.

- Grundlegend ist zu beachten, dass bei allen Rezepten, die eigenen Unverträglichkeiten zu berücksichtigen und die entsprechenden Nahrungsmittel wegzulassen oder durch verträgliche zu ersetzen sind. Das betrifft z. B. Knoblauch, Zwiebel, Kuhmilch usw.
- Unsere Shakes, Säfte und Smoothies empfehlen wir, trotz ihrer verlockend flüssigen Konsistenz nicht zu trinken, sondern genussvoll und löffelweise zu sich zu nehmen. Dann sind sie nämlich am bekömmlichsten. Achten Sie bitte auch auf den relativ hohen Fruktoseanteil.

Esskultur meint mit allen Sinnen essen

Wenn Sie die vorigen Kapitel aufmerksam gelesen haben, wird es Ihnen mit einem besseren Verständnis für die Vorgänge in Ihrem Körper und dessen Reaktionen leichter fallen, Ihre Ernährung umzustellen beziehungsweise zu experimentieren. Und das ist es zu einem gewissen Teil, es gibt nämlich nicht das eine Wunderrezept, das jedem Betroffenen alle Probleme wegzaubert. Grundsätzlich gilt: Die Qualität Ihrer Ernährung ist abhängig von der Qualität der Lebensmittel und von der Qualität Ihrer persönlichen Verdauungskraft.

Kostaufbau

Für die nun folgenden Vorschläge gilt in erster Linie, alle Mahlzeiten in Ruhe und in entspannter Atmosphäre zu sich zu nehmen. Konzentrieren Sie sich auf die Mahlzeit und denken Sie daran, dass gutes Kauen die Nahrung nicht nur mechanisch zerkleinert und eine große Oberfläche schafft, sondern auch die Durchmischung des Nahrungsbreis mit Speichel, Enzymen und Proenzymen wichtig für die richtige Verdauung ist. Essen Sie mit allen Sinnen und servieren Sie Ihre Gerichte nach ästhetischen Gesichtspunkten, lassen Sie Erinnerung, Geruch, Geschmack und Gefühl während des Essens vorherrschen.

› Das Prinzip **Training:** Der Kostaufbau wird wie ein vernünftiges Training gestaltet. Nach Erreichen einer Verbesserung kann die Belastung langsam gesteigert, eine Überforderung vermieden werden. Deshalb Geduld beim Aufbau!
› Das Prinzip der **Schonung und Entlastung,** also in Ruhe, leicht verdaulich, wenig, insbesondere abends.
› Das Prinzip **Schulung:** Kauen Sie jeden Bissen 30 Mal. Dadurch werden die Instinkte besser geschult und es ist leichter, Effekte mit Nachhaltigkeit zu erzielen.

Entlastungstage

Beginnen Sie die Nahrungsumstellung mit Entlastungstagen. Beginnen Sie mit einem Tag, besser wären bis zu drei Tage. Aber auch zwischendurch bei

Bedarf – sollten Sie »gesündigt« haben – sind Entlastungstage zu empfehlen. Hier zwei Vorschläge, wie Sie solche Tage gestalten können:

Gemüsetag
Nehmen Sie verschiedene Gemüsesorten, die Sie mögen. Geben Sie die kleingeschnittenen Stücke in einen Topf und löschen Sie das Ganze mit einer vegetarischen Gemüsebrühe ab. Kurz aufkochen lassen und anschließend im geschlossenen Topf ca. 15 bis 40 Minuten garen.

Essen Sie über den Tag verteilt als Mahlzeiten jeweils eine Portion dieser Gemüsezubereitung. Bitte nicht nachsalzen, die Gemüsebrühe reicht völlig. Ein bisschen hochwertiges, kaltgepresstes Öl unmittelbar vor dem Essen dazugegeben rundet den Geschmack ab und sättigt besser.

Kartoffeltag
Kochen Sie einige Bio-Kartoffeln in der Schale. Bereiten Sie einen Kräuterquark aus Schafmilchtopfen (-quark) vermischt mit Leinöl oder etwas Naturjoghurt sowie frischen Kräutern (Petersilie, Dille, Schnittlauch, Kümmel, Fenchel etc.) zu. Die geschälten Kartoffeln gemeinsam mit dem Kräuterquark mit kleinen Bissen gut kauen. In der Regel ist kein zusätzliches Salz nötig.

Aufbautage

Zum Frühstück
In den ersten zehn Tagen ist das erste Mahl des Tages recht einfach: Horchen Sie in sich hinein, ob Ihnen eher nach einer heißen Suppe oder einem Brei ist oder ob Sie vielmehr Lust auf ein gutes, altbackenes Sauerteigbrot (nicht zu grob!) mit Butter und einem vegetarischen Aufstrich haben, das gut zu kauen ist. Häufig hat es Sinn, Weizen und Dinkel in dieser Phase zu meiden und eventuell glutenfreies Brot zu verwenden.

Am Vormittag
Wohltuend und aufbauend ist eine Tasse heißer, klarer Gemüsesuppe (S. 61).

Zu Mittag
› Am besten nach den Gemüsetagen ein paar Tage mit einer guten, basischen

Suppe beginnen: Haferschleimsuppe mit Liebstöckel (S. 98), Gelbe-Rüben-Cremesuppe (S. 78) oder die cremige Kartoffelsuppe mit Avocado (S. 84).

- Anfangs ist es nach der Suppenphase oft angenehm, nur eine Hauptspeise in der Trennkostform (siehe Tabelle S. 48/49) zu essen. Das ermöglicht eine gute Entlastung. Erst wenn diese Speisen wirklich gut und ohne Probleme vertragen werden, sollten Sie Suppe und Hauptspeise essen.
- Vorspeisen und Salate sollten Sie erst relativ spät hinzufügen.
- Nachtisch: Was immer empfehlenswert ist: ein Kartoffelsaft (S. 75) nach dem Essen. Den schon leistungsfähigen Magen können Sie auch mit einer Nachspeise herausfordern, aber dabei nicht vergessen: Auch wenn die Speisen gut rutschen, sie gehören gekaut und eingespeichelt.
- Achtung bei Fruktoseintoleranz! Nehmen Sie nur kleine Mengen an Früchten und meiden Sie Äpfel zunächst besser ganz.

Am Abend

Die Leistungsfähigkeit unserer Organe nimmt am Ende des Tages deutlich ab, das ist einfach keine günstige Zeit für die Hauptmahlzeit des Tages. Obst und Rohkost gehen viel leichter in Gärungsprozesse über und belasten dann den Darm und die Leber. Der Magen arbeitet deutlich weniger, auch der Verschluss der Speiseröhre wird müde, der Mageneingang öffnet sich leichter – spätestens im Tiefschlaf – und der Magensaft kann somit in der waagrechten Liegeposition ungehindert aufsteigen und Schäden anrichten.

Daher: Wenn Sie abends essen, dann möglichst früh, einfach und wenig. Das Trennkostschema hat sich hier bestens bewährt. Einzelne Ausnahmen und Feste werden Sie dann viel besser bestehen können.

Noch ein Wort zur **Kalorienmenge:** Die benötigte Kalorienanzahl ist individuell recht verschieden. Bei Übergewicht ist eine Reduktion in der Zufuhr sehr hilfreich und willkommen. Bei Untergewicht müssen Sie auf ausreichende, aber gut bekömmliche Kalorien achten. Da dauert der Regenerationsprozess dann dafür oft deutlich länger; aber auch kleine Schritte führen ans Ziel. Lieber größere Portionen (aber auch nicht zu große) als zu viele Gänge. Insgesamt gilt: Wenn Sie sich nach der Mahlzeit voll und müde fühlen, versuchen Sie, das nächste Mal weniger und in anderer Zusammensetzung zu essen.

Guten Appetit und viel Freude mit dem guten Essen!

Teil 2

Gesundheit geht durch den Magen

Sinnliche Rezepte für alle Tage

TEIL 2

Grundlegend und anregend

Dips, Fonds und Saucen – Basisrezepte

Rote-Bete-Dip mit Sonnenblumenkernen

ZUTATEN

1 große Rote Bete
100 g Sonnenblumenkerne
2 EL Sonnenblumenöl
Salz
Pfeffer
1 kleine Knoblauchzehe
1 Prise Kreuzkümmelpulver
1 Prise Korianderpulver
2 EL Limettensaft

ZUBEREITUNG

1. Rote Bete waschen, kochen, schälen und in grobe Würfel schneiden.
2. Sonnenblumenkerne in einer Pfanne bei niedriger Temperatur rösten, in ein Mixglas füllen und mit Öl, Salz und Pfeffer pürieren, bis eine streichfähige Masse entsteht.
3. Die restlichen Zutaten zufügen und cremig pürieren.

Tipp

Die Sonnenblumenkerne lassen sich besser pürieren, wenn man sie über Nacht in Wasser weichen lässt .
Man kann statt der Roten Bete auch Karotten oder Gelbe Rüben verwenden und die Gewürze je nach Geschmack anpassen.
Der Dip eignet sich auch bestens als Aufstrich auf kräftigem Schwarzbrot.

Avocadodip

ZUTATEN

1 reife, weiche Avocado
2 EL Olivenöl
3 EL Zitronen- oder Limettensaft, frisch gepresst
1 Prise Steinsalz

ZUBEREITUNG

1. Avocados schälen und die Kerne entfernen.
2. Alle Zutaten in ein Mixglas geben und fein pürieren.

Tipp

Servieren Sie den Dip zu Gemüsestangen oder verfeinern Sie ihn mit frischen Kräutern. Ein Avocadodip eignet sich auch bestens als Aufstrich auf Weißbrot oder als Grundlage für kalte Gerichte anstelle von Butter.

Kurkuma-Brokkoli-Dip

ZUTATEN

250 g Brokkoli
200 g Schafmilchtopfen (-quark)
1 TL Kurkuma
3 TL Leinöl
1 Prise Steinsalz

ZUBEREITUNG

1. Den Brokkoli in kochendem Wasser weich kochen lassen, danach rasch in Eiswasser abkühlen und in einem Sieb abtropfen lassen.
2. Den abgekühlten Brokkoli mit den anderen Zutaten in ein Mixglass geben und gut pürieren, bis eine cremige Masse entsteht.

Tipp

Servieren Sie den Dip zu gegrilltem Schaffleisch – köstlich! Sie können den Dip auch als Aufstrich zu gutem Schwarzbrot genießen.

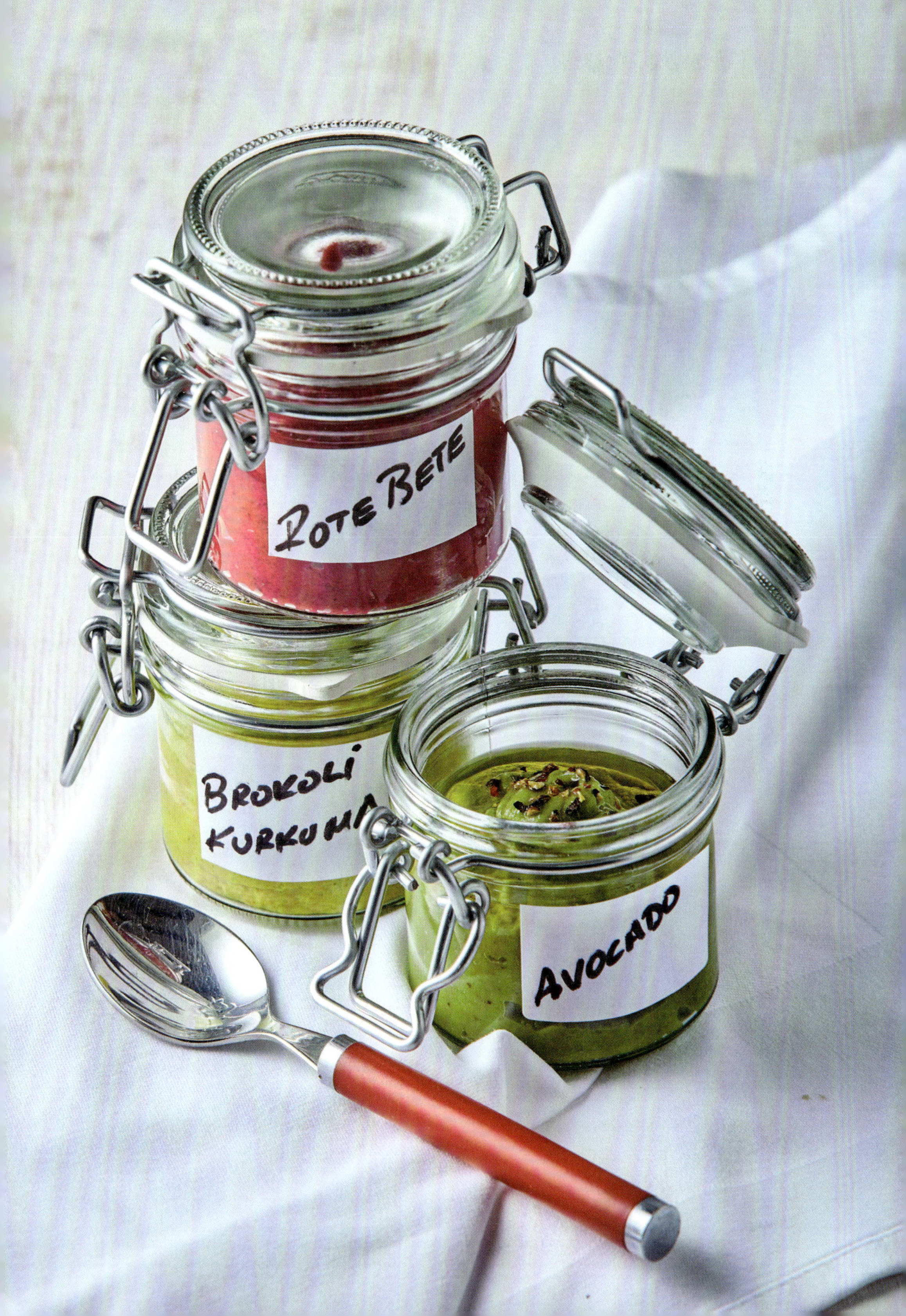
Rote Bete
Brokoli
Kurkuma
Avocado

Geflügelfond

Zutaten für ca. 1 l Fond

1,5 l Wasser
1 kg Suppenhuhn
500 g Wurzelgemüse
80 g Staudensellerie
1 grüne Paprikaschote
2 Knoblauchzehen
1 mittelgroße Zwiebel
50 g Ingwer
2 Lorbeerblätter
1 Gewürznelke
10 Korianderkörner
5 Pfefferkörner
1 Handvoll frische Kräuter (z. B. Thymian, Majoran, Petersilie, Kerbel, Liebstöckel …)
2 EL Natron
1 KL Meersalz

Zubereitung

1 Suppenhuhn unter fließendem, kaltem Wasser waschen und in einem Topf mit dem kaltem Wasser aufstellen. Zum Kochen bringen, abschäumen und 90 Minuten köcheln lassen.

2 Inzwischen das Gemüse waschen – nicht schälen! – und in grobe Würfel schneiden. Gemüse und Gewürze zugeben und weitere 90 Minuten köcheln lassen.

3 Nach der Kochzeit die Kräuter und das Natron zugeben und gut mit Meersalz abschmecken, abkühlen lassen.

4 Die Brühe durch ein Haarsieb abseihen und als Grundlage für die Zubereitung von Geflügelgerichten im Kühlschrank aufbewahren.

Tipp

Für die Zubereitung eines Geflügelfonds eignet sich am besten ein Suppenhuhn. Sie können auch Hühnerklein verwenden, allerdings neigen Hendlkarkassen dazu, den Fond süßlich werden zu lassen. Wegen der langen Kochzeit lohnt es sich, eine größere Menge zuzubereiten, den Fond portionsweise einzufrieren und so stets eine Grundlage zur weiteren Verwendung zur Verfügung zu haben.

Gemüsefond

ZUTATEN FÜR CA. 1 L FOND

1 l Wasser
250 g Wurzelgemüse (Karotten, Gelbe Rüben, Sellerieknolle, Petersilienwurzel)
80 g Pastinaken
80 g Staudensellerie
80 g Fenchelknolle
2 Lorbeerblätter
2 Muskatblüten
2 Korianderkörner
50 g getrocknete Pilze
1 Handvoll frische Kräuter (z. B. Thymian, Majoran, Petersilie, Kerbel, Liebstöckel …)
2 EL Natron
1 KL Meersalz

ZUBEREITUNG

1. Gemüse unter fließendem Wasser von Erde befreien, mit der Schale klein schneiden und in einem Topf mit dem kaltem Wasser aufstellen. Die Gewürze und Pilze zugeben und etwa 60 Minuten köcheln lassen.
2. Nach der Kochzeit Kräuter und Natron zugeben.
3. Die Brühe durch ein Haarsieb abseihen, gut mit Meersalz abschmecken und als klare Suppe oder mit eine Suppeneinlage servieren.
4. Als Grundlage für die Zubereitung verschiedener Gemüsecremesuppen im Kühlschrank aufbewahren.

Tipp

Sie können auch alle anfallenden Schalen, Blätter und gute Gemübereste in einem Gemüsefond verarbeiten.
Die frischen Kräuter immer erst zum Schluss zugeben und kurz ziehen lassen, da sich so die ätherischen Öle am besten entfalten, ohne bitter zu werden.
Sinnvoll ist es, eine größere Menge zuzubereiten, den Fond portionsweise einzufrieren und damit eine Basis für die weitere Verwendung zu haben.

Fischfond

Zutaten für ca. 1 l Fond

1 l Wasser
500 g Fischkarkassen
200 g Wurzelgemüse (Karotten, Gelbe Rüben, Sellerieknolle, Petersilienwurzel)
80 g Lauch
80 g Staudensellerie
80 g Fenchelknollen
2 Knoblauchzehen
2 Schalotten
50 g Ingwer
2 Lorbeerblätter
1 Gewürznelke
10 Korianderkörner
5 Pfefferkörner
1 Handvoll frische Kräuter (z. B. Thymian, Majoran, Petersilie, Kerbel, Liebstöckel …)
1 KL Meersalz
2 EL Natron

Zubereitung

1. Fischkarkassen unter fließendem, kaltem Wasser ca. 15 Minuten wässern. Die Karkassen anschließend in einem Topf mit dem kaltem Wasser aufstellen, zum Kochen bringen und lediglich abschäumen.
2. Gemüse waschen – nicht schälen! – und in grobe Würfel schneiden. Gemüse sowie Gewürze zugeben und 60 Minuten köcheln lassen. Nach dieser Kochzeit die Kräuter und das Natron zugeben, kurz ziehen lassen und die Brühe durch ein Haarsieb abseihen. Gut mit Meersalz abschmecken.
3. Als Grundlage für die Zubereitung von Fischgerichten im Kühlschrank aufbewahren.

Tipp

Am besten geeignet sind Meeresfische mit weißem Fleisch, wie Seeteufel, Wolfsbarsch, Seezunge, Steinbutt, etc. Garnelenschalen passen auch gut dazu. Fischkarkassen findet man in jedem Supermarkt mit Fischtheke.

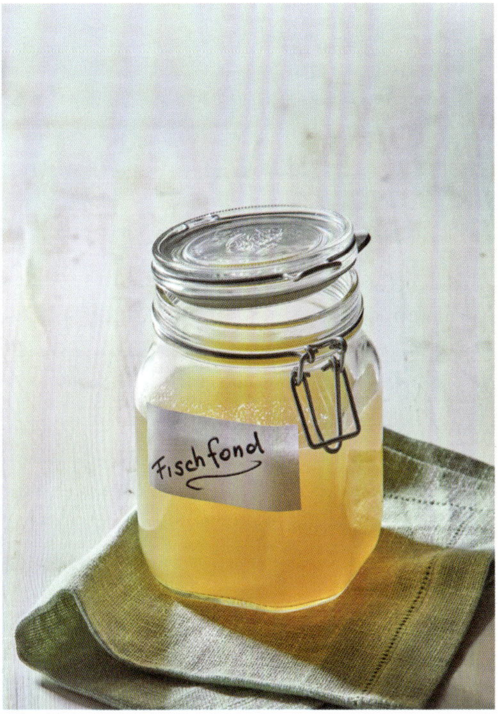
Fischfond

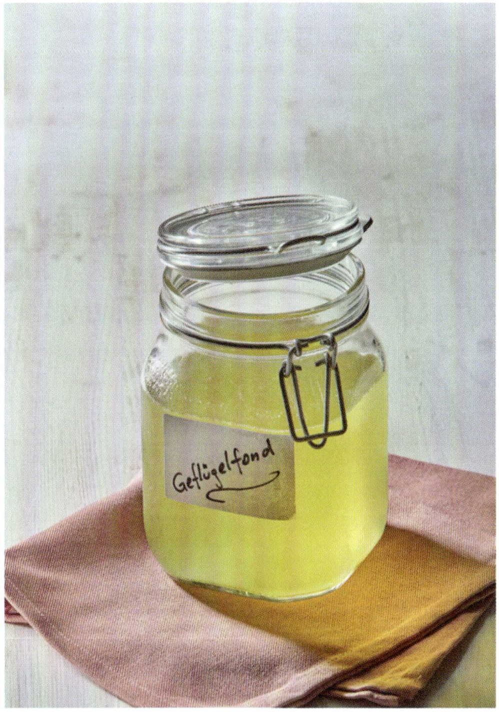
Geflügelfond

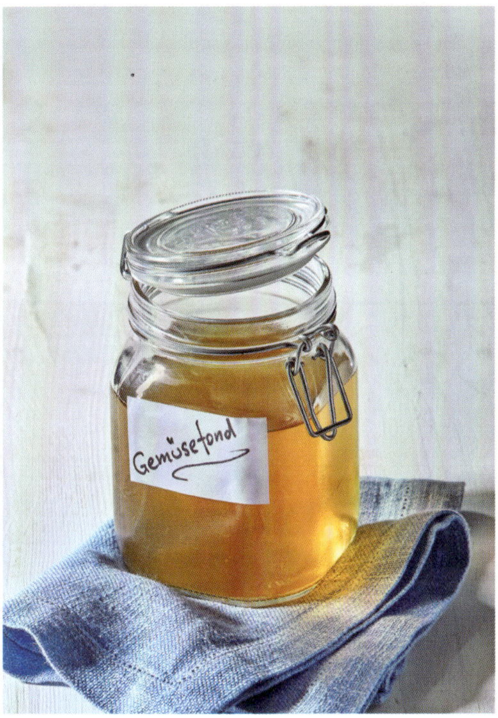
Gemüsefond

Erdbeervinaigrette

ZUTATEN

5 mittelgroße Erdbeeren
1 Prise Zucker
1 EL Limettensaft
4 EL Olivenöl, extra vergine
1 EL Aceto balsamico bianco
1 Prise Salz

ZUBEREITUNG

1. Erdbeeren mit Zucker und Limettensaft pürieren.
2. Olivenöl und Balsamico dazugeben, mixen und mit Salz abschmecken.

Avocadosauce

ZUTATEN

2 reife Avocados
4 grüne Jalapeños, mild
1 Handvoll frische Korianderblätter
1 TL Kreuzkümmel
2 Knoblauchzehen
Salz
Saft von 1 Limette
Olivenöl, extra vergine

ZUBEREITUNG

1. Avocados vom Kern befreien, Fruchtfleisch mit einem Löffel auskratzen.
2. Jalapeños waschen und entkernen.
3. Alle Zutaten ca. 2 Minuten im Mixer pürieren.

Tipp

Die Avocadosauce schmeckt am besten zu Pochiertem oder Grillfleisch.

Kräuterjoghurt

ZUTATEN

1 kleine Knoblauchzehe
1 kleine Handvoll Petersilie
1 kleine Handvoll Zitronenmelisse
1 kleine Handvoll Dill
350 g Schafmilchjoghurt
2 TL Olivenöl
1 EL Limettensaft

ZUBEREITUNG

1. Knoblauch und Kräuter fein hacken.
2. Joghurt und Öl mit dem Schneebesen emulgieren, Kräuter unterrühren.
3. Mit Limettensaft und Salz abschmecken und kalt stellen.

Orangenvinaigrette

ZUTATEN

7 EL Orangensaft
1 Prise Salz
1 Prise Pfeffer
1 Prise Steviapulver
7 EL Olivenöl, extra vergine

ZUBEREITUNG

Alle Zutaten miteinander gut vermischen, am besten mit einem Schneebesen emulgieren.

Tipp

Orangenvinaigrette passt zu allen Salaten.

TEIL 2

Kräftigend und erfrischend

Säfte, Shakes und Smoothies

Joghurt-Tamarillo-Smoothie

ZUTATEN FÜR 4 PORTIONEN

5 reife Tamarillos
250 g Schafmilchjoghurt
250 ml Haferdrink
Stevia nach Geschmack

ZUBEREITUNG

1. Tamarillos schälen und in grobe Stücke schneiden.
2. Tamarillos mit den restlichen Zutaten im Standmixer pürieren und nach Bedarf mit Stevia abschmecken.

Tipp

Man kann je nach Verträglichkeit auch Kuhmilch- oder Ziegenmilchjoghurt für dieses Rezept verwenden.

Wassermelonen-Erdbeer-Shake

ZUTATEN FÜR 4 PORTIONEN

700 g Wassermelonen
300 g Erdbeeren
1 Handvoll Zitronenmelissenblätter
Stevia nach Geschmack

ZUBEREITUNG

1. Wassermelone von der Schale befreien und in grobe Würfel schneiden. Erdbeeren waschen.
2. Alle Zutaten im Standmixer zu einem Shake mixen.

Tipp

Dieser Shake ist nicht nur sehr erfrischend, sondern hilft auch gegen saures Aufstoßen.

Avocado-Bananen-Shake

>

ZUTATEN FÜR 4 PORTIONEN

1 reife Avocado
600 ml fettarme Milch
2 Bananen

ZUBEREITUNG

1 Avocado entsteinen, Fruchtfleisch aus der Schale kratzen und in grobe Teile schneiden.
2 Avocados mit den restlichen Zutaten im Standmixer gut pürieren. Mit Eiswürfeln servieren.

Aloe-Vera-Shake mit Ananas, Spinat und Orangen

ZUTATEN FÜR 4 PORTIONEN

1 große Ananas
200 g Aloe-Vera-Blatt
250 ml Orangensaft
1 Handvoll frische Spinatblätter
1 Handvoll frische Petersilienblätter
Stevia nach Geschmack

ZUBEREITUNG

1 Die Ananas schälen, von den harten Teilen befreien und in grobe Würfel schneiden.
2 Zum Filetieren des Aloe-Vera-Blattes gehen Sie so vor: Legen Sie das Blatt flach auf ein Brett und schneiden Sie vom unteren, breiten Ende ca. 2–3 cm mit einem scharfen Messer ab. Achtung! Bei jedem Schnitt kann Aloin austreten, eine gelbliche, bittere Flüssigkeit, die nicht verwendet werden soll. Teilen Sie das Blatt in Scheiben und erhalten Sie so zwei Stücke: Auf der einen Seite die Blattschale, auf der anderen das reine Gelfilet, das Sie nun verarbeiten.
3 Nun alle Zutaten im Standmixer mixen.
4 Nach Geschmack den Shake mit Stevia süßen.

Tipp

Das Gel von der Aloe Vera lässt sich problemlos portionsweise einfrieren. So haben Sie es jederzeit vorrätig.
Dieser Shake hilft, eine Magenschleimhautentzündung (Gastritis) zu reduzieren.

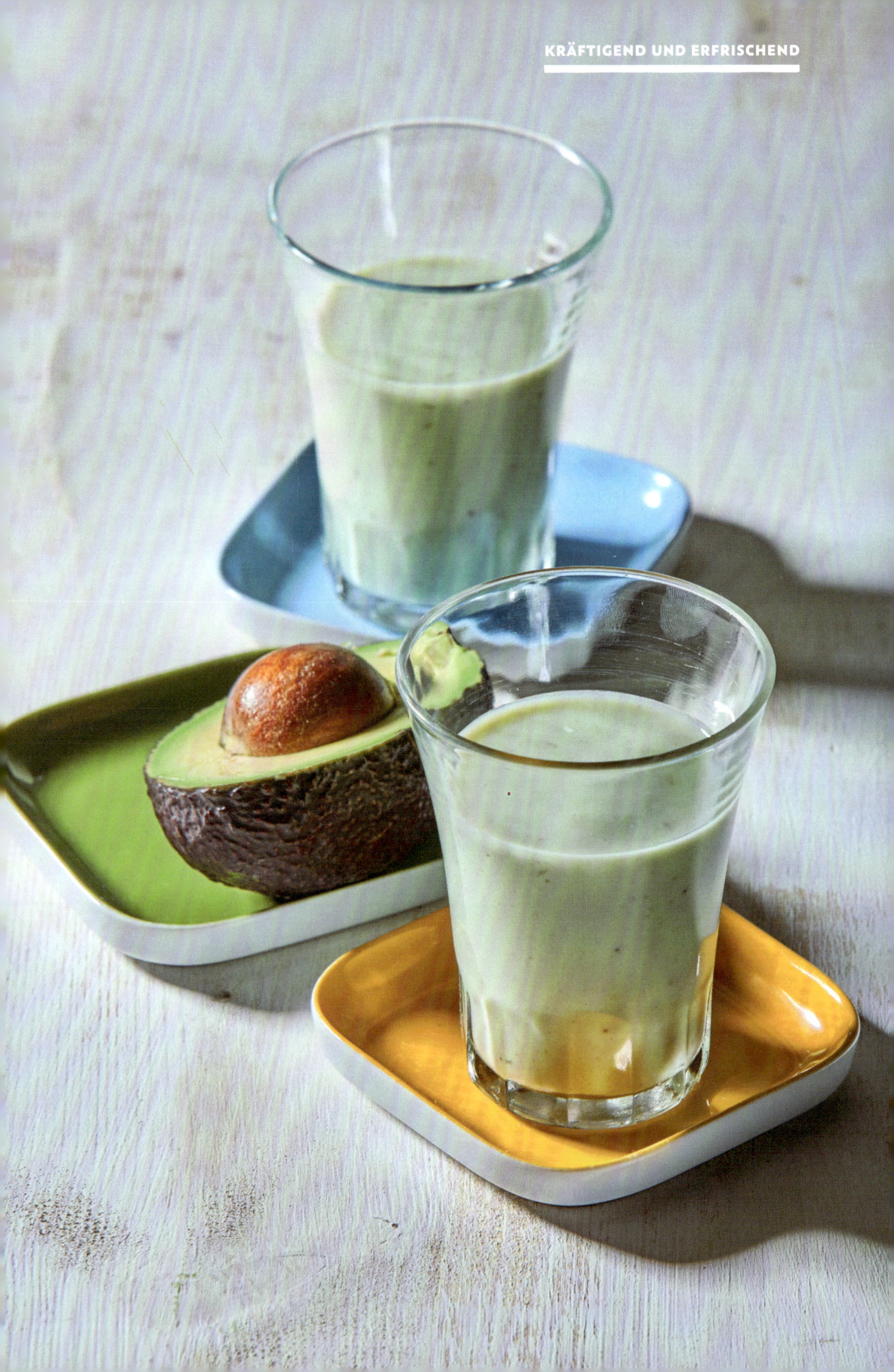

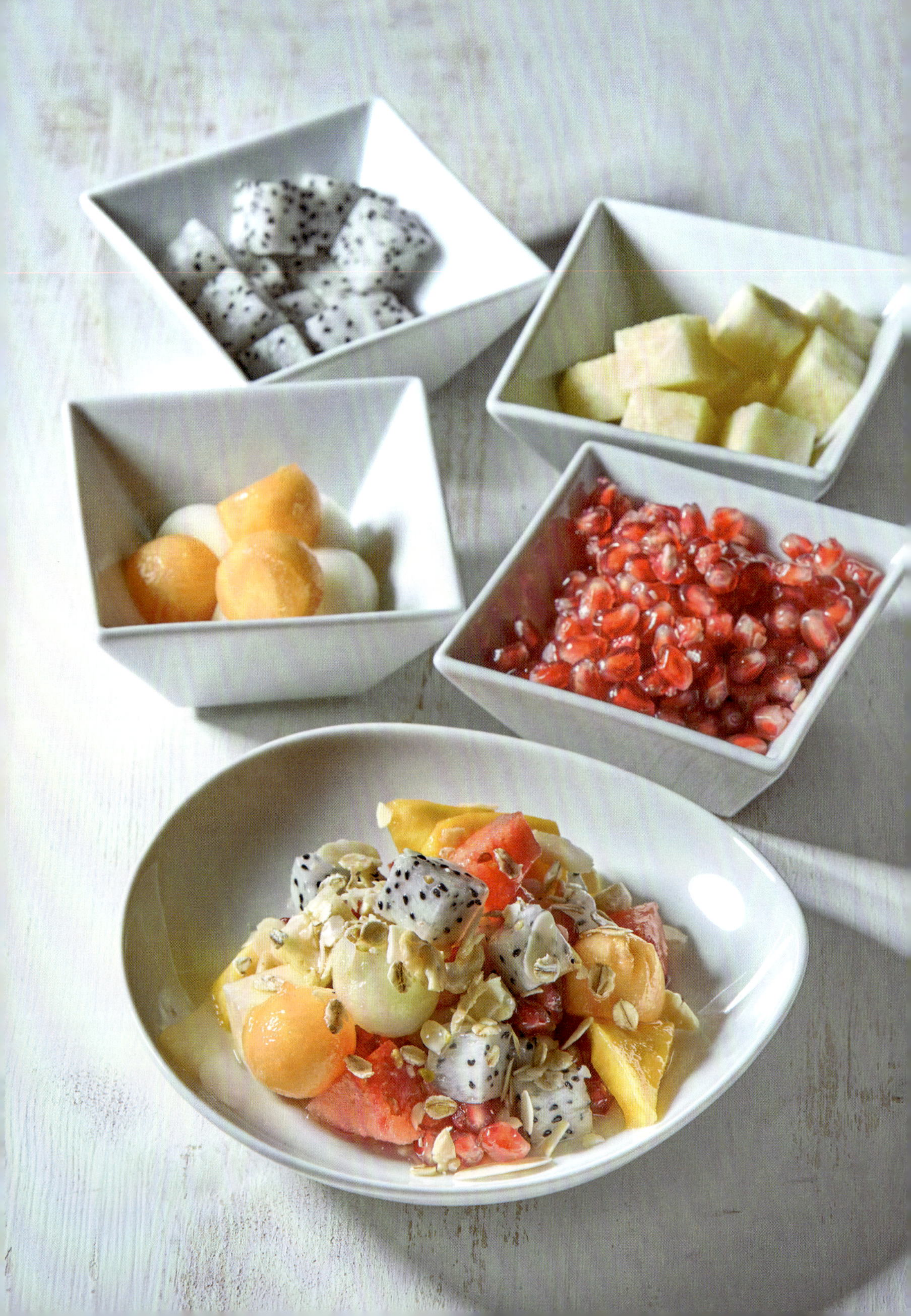

< Exotischer Fruchtbecher mit Agavendicksaft

Zutaten für 4–6 Portionen

200 g Papayas
200 g Honigmelonen
200 g Wassermelonen
200 g Mangos
200 g Ananas
2 EL Haferflocken
16 Mandeln, grob gehackt
8 Walnüsse, grob gehackt
16 Cashewnüsse, grob gehackt
4 EL Agavendicksaft

Zubereitung

1 Haferflocken mit wenig Wasser bedeckt am besten über Nach einweichen.
2 Obst schälen und in gleich große Würfel schneiden.
3 In Dessertschälchen oder Gläsern anrichten. Die Nüsse mit den eingeweichten Haferflocken vermischen und über das Obst streuen. Einen Löffel Agavendicksaft über jede Portion gießen und servieren.

Soja-Bananen-Shake mit Zitronenmelisse

Zutaten für 4 Portionen

600 ml Sojadrink
4 reife Bananen
1 Handvoll frische Zitronenmelissenblätter

Zubereitung

Alle Zutaten im Standmixer gut pürieren, bis sich die Zitronenmelisse zerkleinert hat.

Tipp

Mit Mineralwasser genießen – eine besonders effektive Erfrischung für den Sommer!

PAPAYASORBET

>

ZUTATEN FÜR 4 PORTIONEN

500 g Papayas
40 ml Limettensaft
Stevia (nach Geschmack)

ZUBEREITUNG

1. Papayas schälen, entkernen, in große Würfel schneiden und über Nacht einfrieren.
2. Am nächsten Tag gefrorene Papayastücke mit Limettensaft im Glasmixer pürieren und nach Bedarf mit Stevia abschmecken.

MANGO-LASSI

ZUTATEN FÜR 4 PORTIONEN

250 g Mangofruchtfleisch
500 g Schafmilchjoghurt
Stevia (nach Geschmack)

ZUBEREITUNG

Alle Zutaten 1–2 Minuten mixen, abschmecken und servieren.

BANANEN-JOGHURT-EIS

ZUTATEN FÜR 4 PORTIONEN

400 g Bananen
500 g fettarmer Joghurt
1 Schuss Limettensaft
Stevia (nach Geschmack)

ZUBEREITUNG

1. Bananen schälen, in große Stücke schneiden und im Tiefkühlfach über Nacht einfrieren.
2. Am nächsten Tag die Bananenstücke im Mixer zerkleinern, den Joghurt dazu geben, glatt rühren und mit Limettensaft abschmecken.

TIPP

Bei Verwendung von reifen Bananen reicht meist die Fruchtsüße, ansonsten kann man mit Stevia nachsüßen.

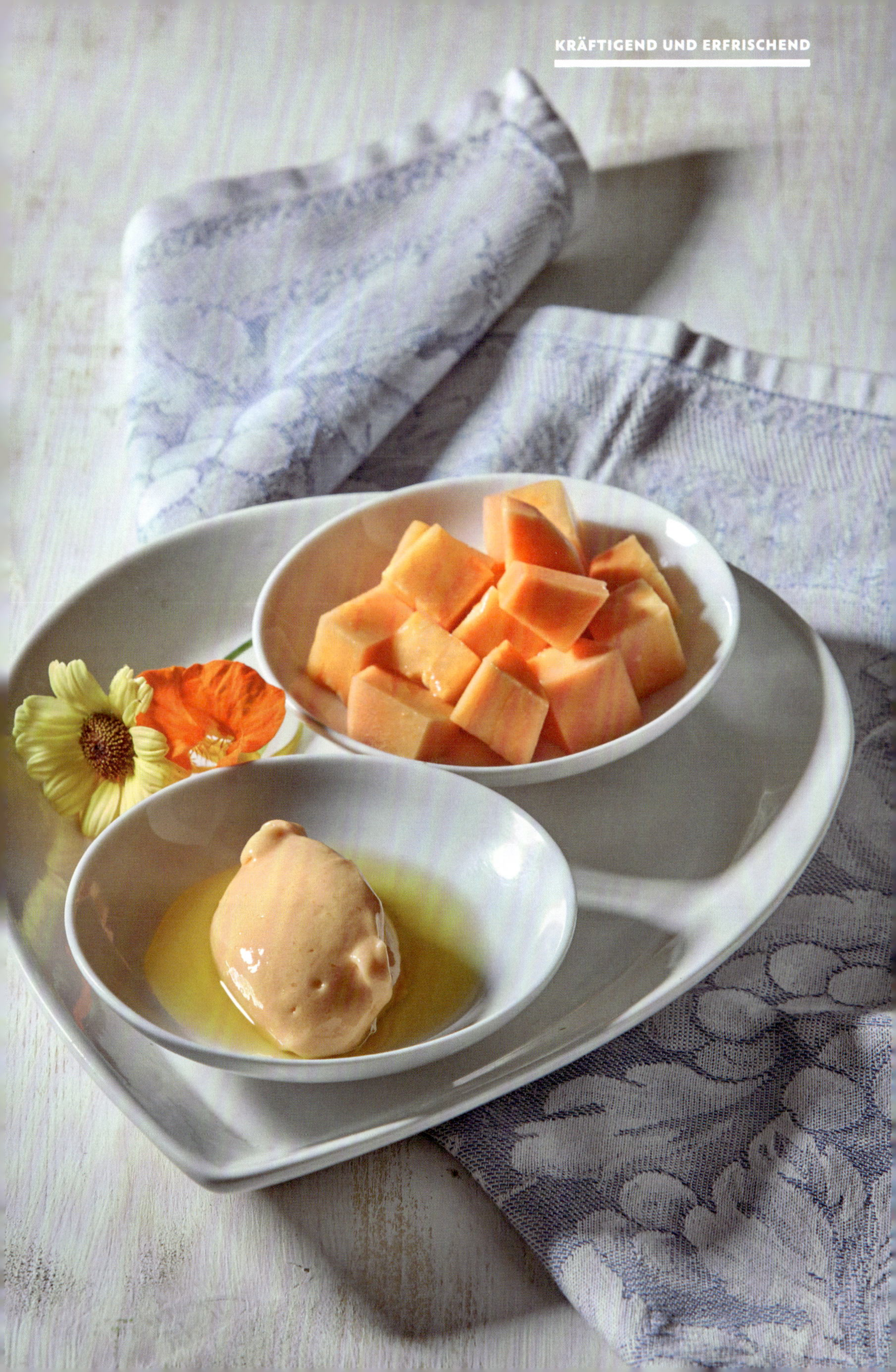

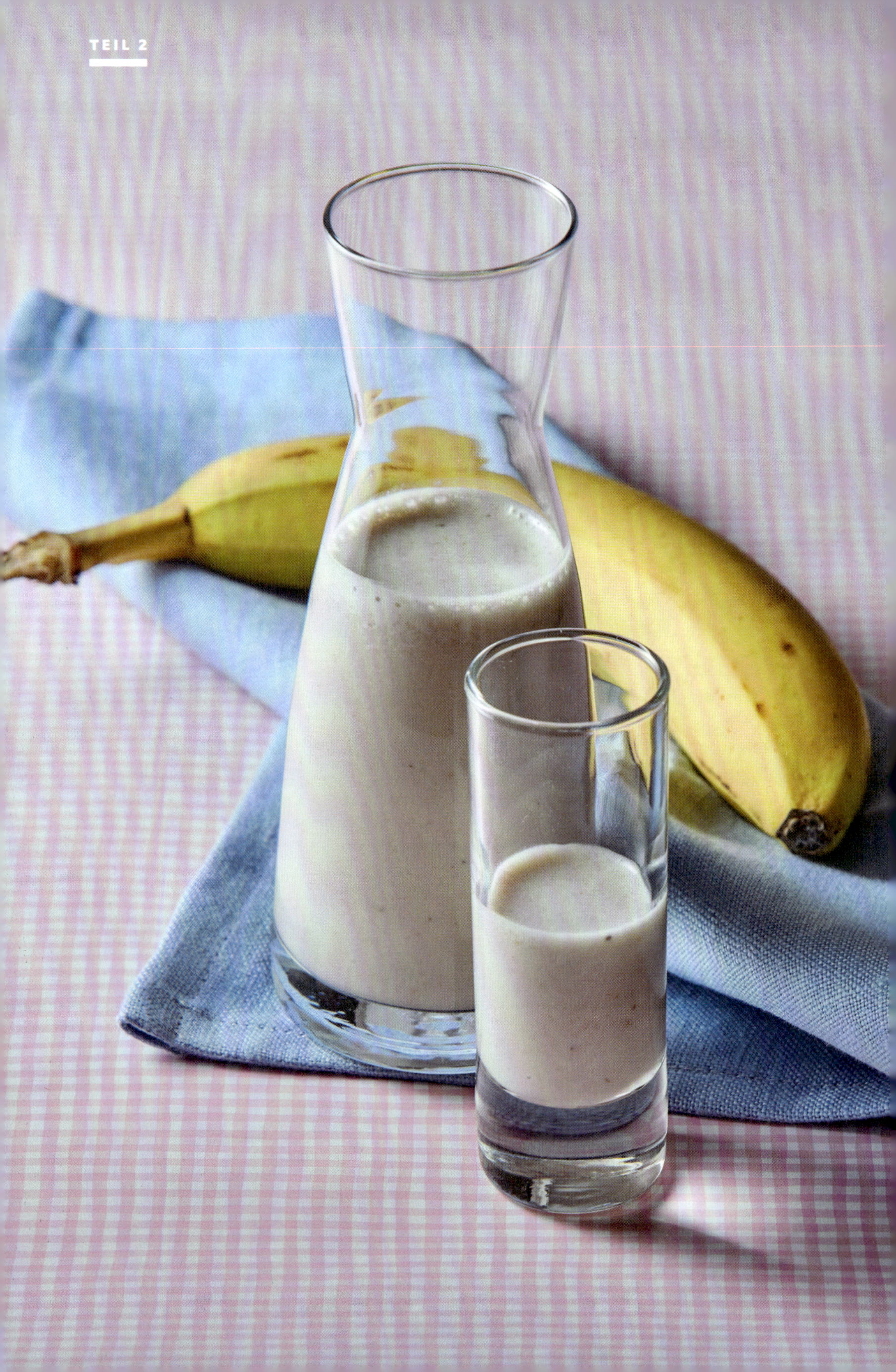

< Haferflockenshake mit Bananen und Äpfel

ZUTATEN FÜR 4 PORTIONEN

500 ml fettarme Milch
4 EL Haferflocken
2 reife Bananen
1 kleiner Apfel
8 Mandeln

ZUBEREITUNG

Alle Zutaten im Standmixer zu einem Shake mixen.

Tipp

Dieser Shake schützt die Magenschleimhaut vor aggressiver Übersäuerung.

Kartoffelsaft

ZUTATEN FÜR 4 PORTIONEN

2 Kartoffeln
1 l Wasser

ZUBEREITUNG

1. Kartoffeln schälen, in grobe Stücke schneiden und mit Wasser im Standmixer pürieren. Durch ein feines Sieb abseihen.
2. 30 Minuten vor den Mahlzeiten trinken.

Tipp

Dieser Shake schützt die Magenschleimhaut vor aggressiver Übersäuerung.

TEIL 2

Aufbauend und nährend

Gemüsesuppen und -eintöpfe

KÜRBIS-KOKOS-SUPPE

ZUTATEN
4–6 PORTIONEN

600 g Muskatkürbis
1 mittelgroße Zwiebel
1 Knoblauchzehe
20 g Ingwer
50 g Butter
400 ml Gemüsefond (S. 61)
400 ml Kokosmilch
Salz
Pfeffer
1 Stk. Sternanis
1 Handvoll frischer Thymian, gehackt

ZUBEREITUNG

1 Muskatkürbis schälen und in 2–3 cm große Würfel schneiden. Zwiebeln schälen und in kleine Würfel schneiden, Knoblauch und Ingwer fein hacken.

2 Knoblauch, Zwiebel und Ingwer mit Butter in einem Topf glasig anschwitzen lassen. Kürbis dazugeben, kurz anbraten und mit Gemüsefond ablöschen. Langsam aufkochen und weiter bei niedrigen Temperatur köcheln lassen, bis der Kürbis weich ist.

3 Kokosmilch dazugeben, 5 Minuten mitkochen lassen und mit einem Stabmixer fein pürieren. Mit Salz und Pfeffer abschmecken und die Sternanis zur Verteilung der ätherischen Öle als Ganzes in die warme Suppe geben. 5 Minuten ziehen lassen und wieder herausnehmen.

4 Die Suppe mit frischem Thymian garniert servieren.

Gelbe-Rüben-Cremesuppe

ZUTATEN FÜR 4 PORTIONEN

500 g Gelbe Rüben
1 l Gemüsefond (S. 61)
1 Stk. Sternanis
100 ml Sahne
1 Prise Salz
1 Handvoll Sprossen

ZUBEREITUNG

1 Gelbe Rüben schälen und in grobe Würfel schneiden. In einen Topf geben und mit dem Gemüsefond auffüllen, 7 Minuten köcheln lassen.
2 Sternanis zugeben und weitere 3 Minuten kochen lassen.
3 Sternanis entfernen, die Suppe in ein Mixglas füllen und gemeinsam mit der Sahne gut mixen. Mit Salz abschmecken, mit Sprossen bestreut servieren.

Tipp

Sahne kann durch Kokosmilch ersetzt werden.

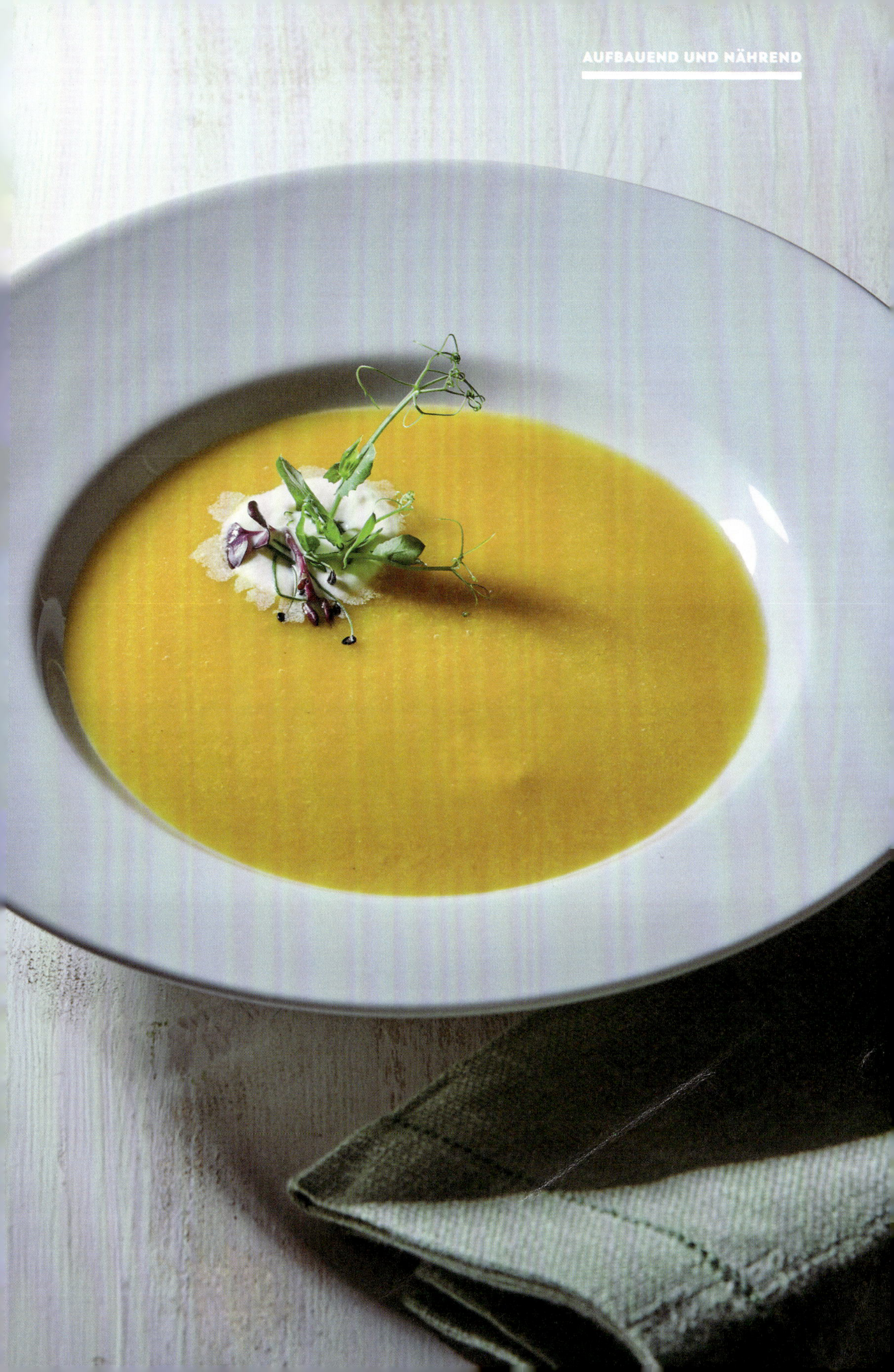

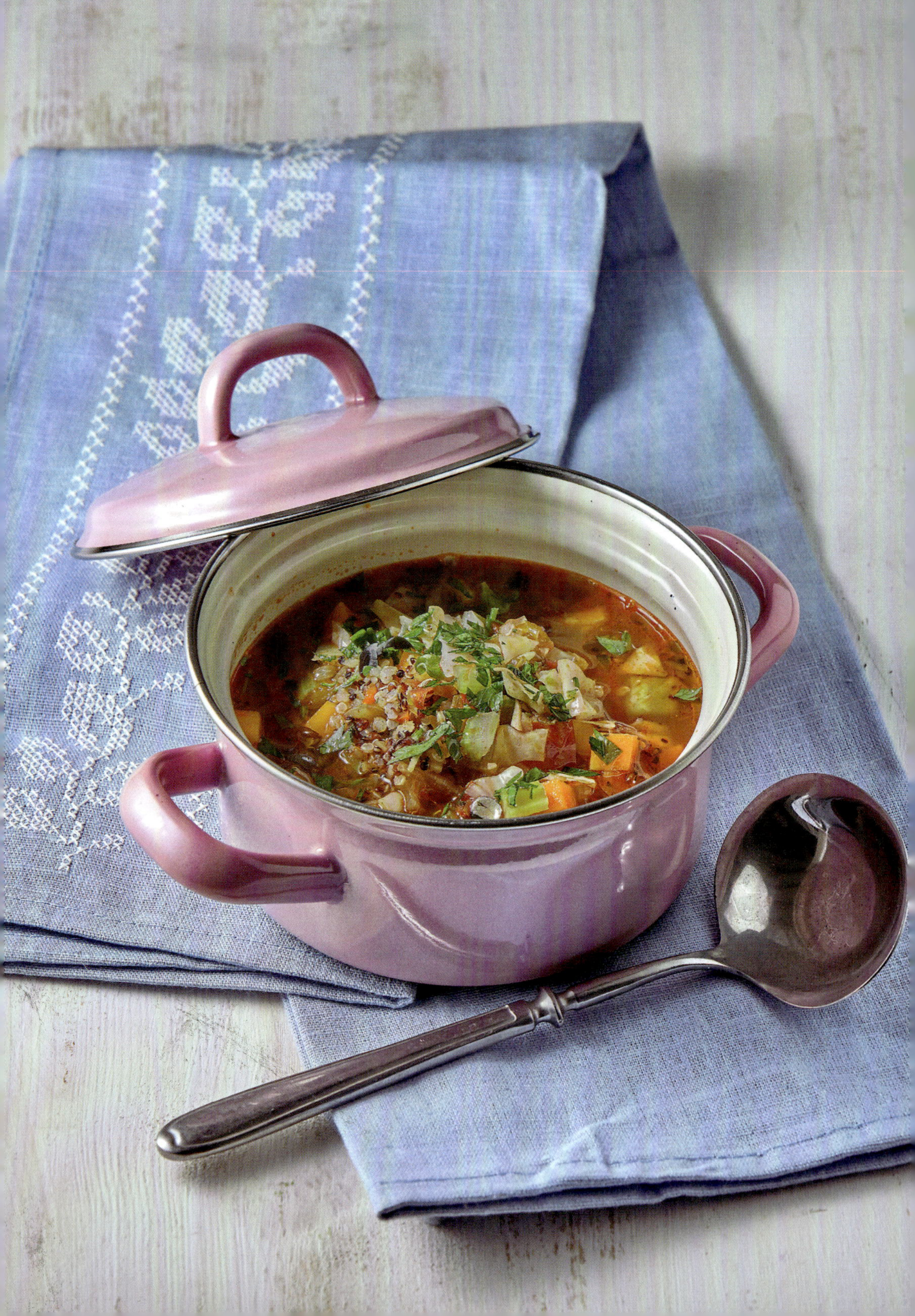

Gemüsesuppe mit Quinoa

Zutaten für 4 Portionen

50 g Frühlingszwiebeln
1 Knoblauchzehe
50 g grüne Paprikaschoten
20 g Ingwer
1 EL Olivenöl
50 g Staudensellerie
50 g Erbsen
50 g Karotten
50 g Fenchel
50 g Tomaten
50 g Pak Choi
1 l Gemüsefond (S. 61)
50 g Quinoa
1 Prise Meersalz
Pfeffer
1 Prise Muskatnuss, frisch gerieben
1 Handvoll frische Petersilie, gehackt

Zubereitung

1 Frühlingszwiebeln putzen und waschen. Zwiebeln, Knoblauch und Paprika sowie Ingwer fein schneiden und in Olivenöl anschwitzen.

2 Gewaschene und geputzte Staudensellerie sowie Fenchel und geschälte Karotten klein würfeln und anschwitzen.

3 Tomaten blanchieren, abziehen, würfeln und dazugeben. Weitere 2 Minuten schmoren lassen, bis die Tomaten weich sind. Mit Gemüsefond auffüllen und etwa 10 Minuten al dente kochen lassen.

4 Quinoa nach Packungsanleitung kochen und mit dem Pak Choi zur Suppe geben. Mit Salz und Pfeffer abschmecken und mit frisch gehacktem Thymian bestreuen. Kurz ziehen lassen und servieren.

Tipp

Ein Schuss kalt gepresstes Olivenöl rundet den Geschmack ab.

Kalte Apfel-Gurken-Suppe

ZUTATEN FÜR 4 PORTIONEN

2 Salatgurken
4 reife, grüne Äpfel
1 Knoblauchzehe
Saft von 1 Zitrone
1 Handvoll frischer Dill, gehackt
1 Handvoll frischer Koriander, gehackt
80 ml Olivenöl
Salz
Pfeffer
1 kleine Handvoll Blüten und Dillstängeln

ZUBEREITUNG

1. Gurken schälen und in Würfel schneiden. Äpfel schälen, entkernen und vierteln, Knoblauch fein hacken. Die Zitrone auspressen.
2. Gurken, Äpfel, Knoblauch, Zitronensaft, Dill, Koriander und Olivenöl im Mixer cremig pürieren. Mit Salz und Pfeffer abschmecken, und für ca. 1 Stunde im Kühlschrank kaltstellen.
3. In gekühlten Schalen und mit Blüten und Dillstängeln garniert servieren.

Tipp

Anstatt der Äpfel können auch Birnen verwendet werden.

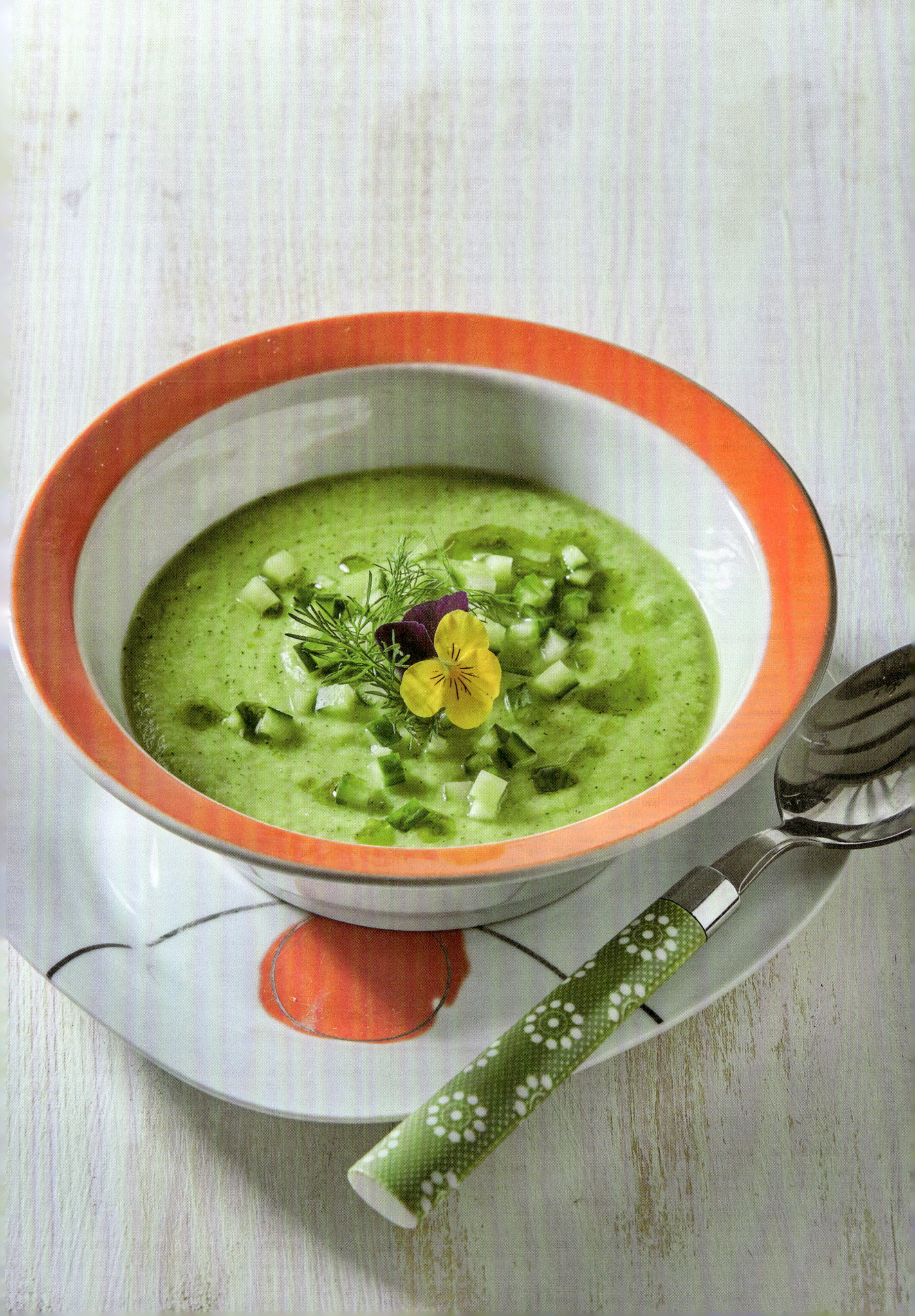

Cremige Kartoffelsuppe mit Avocado

ZUTATEN
FÜR 4 PORTIONEN

5 mittelgroße Kartoffeln
1 kleine Zwiebel
50 g Butter
1 l Gemüsefond (S. 61)
1 Prise Muskatnuss, frisch gerieben
1 TL getrockneter Majoran
125 ml Sahne
1 reife Avocado

ZUBEREITUNG

1. Die Kartoffeln waschen, Kartoffeln sowie Zwiebel schälen und beides in Würfel schneiden.
2. Butter in einem Topf schmelzen, die Zwiebel darin glasig anschwitzen, Kartoffeln zugeben und kurz mit anbraten. Mit dem Gemüsefond auffüllen.
3. Muskatnuss und Majoran dazugeben und kochen lassen, bis die Kartoffeln sehr weich sind.
4. Mit einem Pürierstab mixen, die Sahne dazugeben.
5. Die Avocado entsteinen und Fruchtfleisch mit einem Kugelausstecher auskratzen. Die Suppe mit der Avocado als Einlage servieren.

Palmherzensüppchen

ZUTATEN
FÜR 4 PORTIONEN

½ Zwiebel
1 Knoblauchzehe
100 g Mandeln
2 EL Erdnussöl
2 Dosen (je 400g) Palmherzen
1 l Gemüsefond (S. 61)
120 ml Mandeldrink

ZUBEREITUNG

1. Zwiebel, Knoblauch und Mandeln fein hacken und in einem Topf mit dem erwärmten Öl ansautieren.
2. Palmherzen abtropfen lassen und kurz mitrösten. Mit Gemüsefond aufgießen, 10 Minuten langsam kochen lassen, Mandeldrink dazugeben und mit dem Stabmixer fein pürieren, bis eine sämige Konsistenz entsteht.

GEMÜSEEINTOPF MIT QUINOA

ZUTATEN FÜR 4 PORTIONEN

1 Stange Lauch
1 grüne Paprikaschote
1 reife Tomate
1 mittelgroße rote Zwiebel
1 Knoblauchzehe
40 g Ingwer
3 EL Rapsöl
1 Prise Korianderpulver
1 Prise Kreuzkümmelpulver
1 Prise Süßpaprikapulver
80 g Karotten
1 l Gemüsefond (S. 61)
80 g Staudensellerie
80 g Weißkraut oder Wirsing
100 g Quinoa
1 Handvoll frischer Thymian, gehackt
1 Handvoll frische Petersilie, gehackt
1 Schuss Olivenöl, extra vergine

ZUBEREITUNG

1 Lauch waschen, putzen und in feine Streifen schneiden. Paprika waschen, entkernen. Tomate blanchieren, Haut abziehen, Kerne entfernen. Zwiebel und Knoblauch schälen. Alles in feine Würfel schneiden. Ingwer schälen und reiben.

2 Lauch, Paprika, Zwiebel, Knoblauch und Ingwer in Öl leicht anbraten. Korianderpulver, Kreuzkümmelpulver und Süßpaprikapulver dazu geben und unter Rühren weiter anbraten. Mit Tomatenwürfeln ablöschen und weiter sautieren, bis eine pastenähnliche Konsistenz entstanden ist.

3 Inzwischen Karotten schälen und in Würfel schneiden. Karotten und Quinoa zur Gemüsemasse geben und mit Gemüsefond auffüllen. Weiter kochen lassen, bis die Karotten bissfest sind.

4 Inzwischen Staudensellerie waschen und in Würfel schneiden. Weißkraut in Würfel schneiden und zum Gemüse dazugeben. Weitere 5 Minuten leicht köcheln lassen. Mit Salz abschmecken, Thymian sowie Petersilie zugeben und kurz ziehen lassen.

5 In tiefen Tellern anrichten und mit Olivenöl beträufelt servieren.

Kochbananeneintopf

Zutaten für 4 Portionen

1 Stange Lauch
1 grüne Paprikaschote
1 mittelgroße rote Zwiebel
1 Knoblauchzehe
30 g Ingwer
1 reife Tomate
3 EL Rapsöl
1 Prise Korianderpulver
1 Prise Kreuzkümmelpulver
½ TL Süßpaprikapulver
1 EL Erdnussbutter
2 kleine Kochbananen
1 l Gemüsefond (S. 61)
1 Schuss Olivenöl
1 Handvoll frische Sprossen

Zubereitung

1. Gemüse waschen. Lauch klein putzen und in feine Ringe schneiden. Paprika entkernen und in kleine Würfel schneiden. Zwiebel und Knoblauch schälen und beides klein schneiden. Ingwer schälen und fein schneiden. Tomate blanchieren, abziehen, entkernen und in kleine Würfel schneiden.
2. Lauch, Paprika, Zwiebel, Knoblauch und Ingwer in Öl leicht anbraten. Koriander, Kreuzkümmel und Paprikapulver dazu geben und unter Rühren weiter anbraten. Mit Tomatenwürfeln ablöschen, die Erdnussbutter dazugeben und weiter sautieren, bis eine pastenähnliche Konsistenz entstanden ist.
3. In der Zwischenzeit die Kochbananen schälen und in Stücke schneiden, zusammen mit dem Gemüsefond im Standmixer grob pürieren und in den Topf zum sautierten Gemüse gießen. Zusammen aufkochen lassen, bis eine sämige Konsistenz entstanden ist. Mit Salz und etwas Pfeffer abschmecken.
4. In tiefen Tellern anrichten, mit Olivenöl beträufeln und mit frischen Sprossen bestreut servieren.

Tipp

Falls der Eintopf zu dick geworden ist, kann man ihn mit etwas Gemüsefond verdünnen. Dazu passt Naturreis.

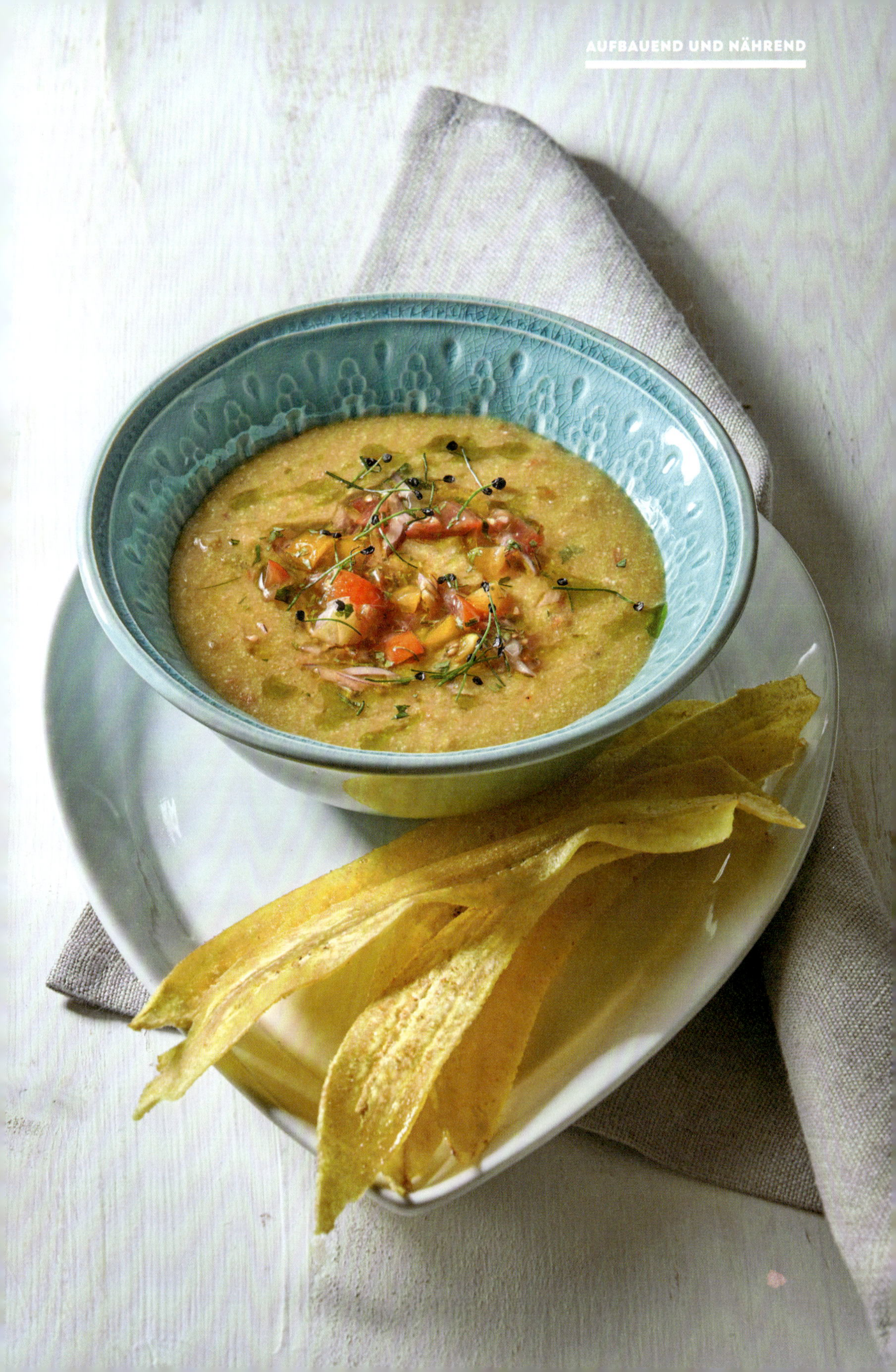

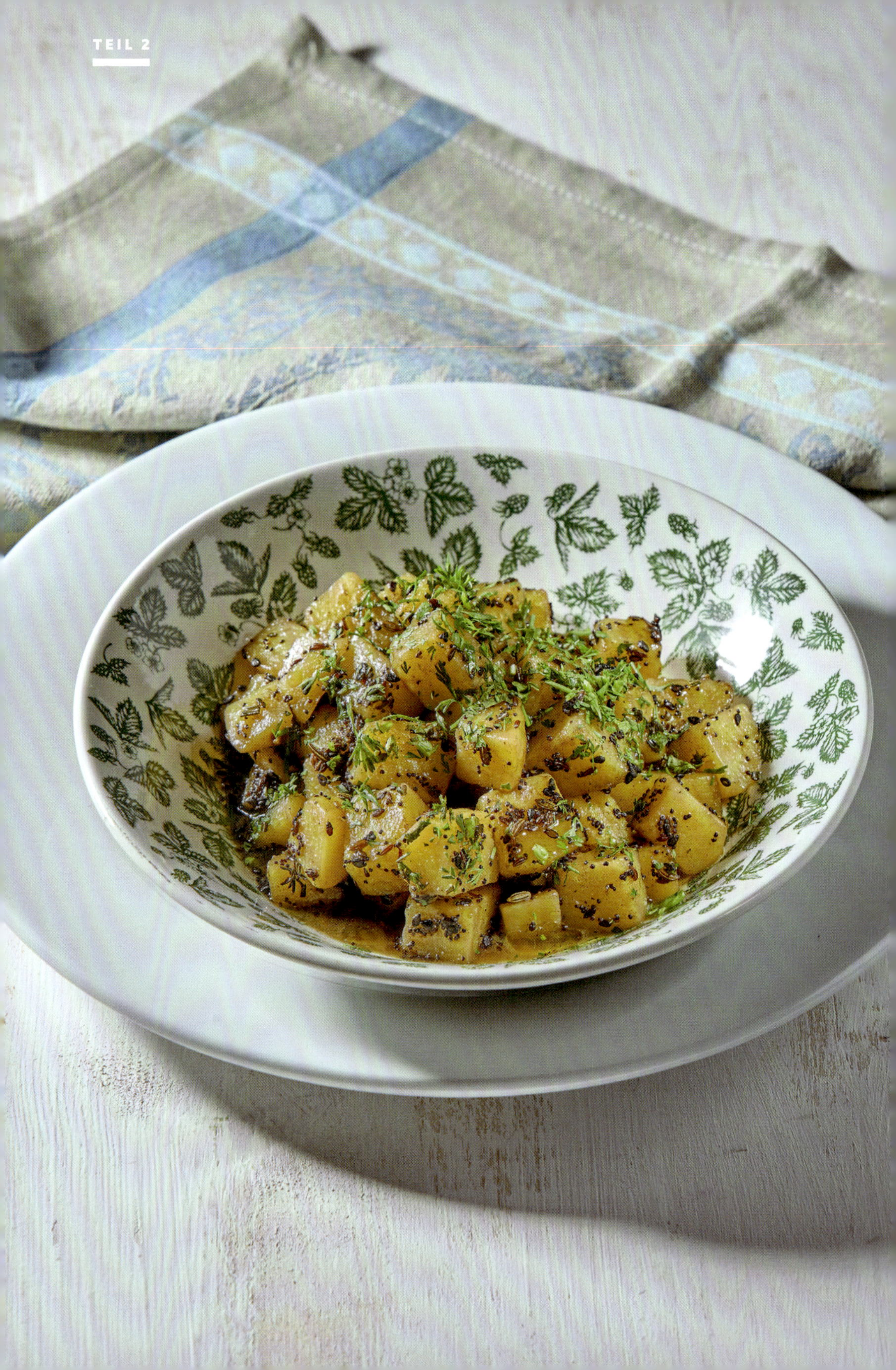

Kartoffelgemüse mit Gewürzsamen

Zutaten für 4 Portionen

600 g festkochende Kartoffeln
1 EL Kreuzkümmelsamen
1 EL schwarzer Sesam
1 EL Fenchelsamen
1 EL Mohn
4 EL Keimöl
½ TL Kurkuma
1 Prise Kardamompulver
1 Prise Salz
150 ml Gemüsefond (S. 61)
½ TL Korianderpulver
1 Handvoll frische Korianderblätter, fein gehackt

Zubereitung

1. Kartoffeln waschen, schälen und in 2 cm große Würfel schneiden.
2. Die Samen in eine beschichtete Pfanne geben und unter gelegentlichem Rühren anrösten, bis sie zu duften beginnen. Beiseite stellen und abkühlen lassen.
3. Das Öl erhitzen und die Kartoffeln kurz anschwitzen lassen. Die Samen, Kurkuma, Kardamom und Salz über die Kartoffeln geben und unter ständigem Wenden ca. 2 Minuten dünsten.
4. Den Gemüsefond dazugeben und die Kartoffeln zugedeckt bei schwacher Hitze 10–15 Minuten köcheln lassen.
5. Mit frisch geschnittenem Koriander bestreuen und sofort servieren.

Tipp

Dazu passt hervorragend leicht gesalzener Schafmilchjoghurt oder Kräuterjoghurt (S. 65).

Gemüse im Päckchen

ZUTATEN FÜR 4 PORTIONEN

2 mittelgroße Auberginen
1 Prise grobes Salz
2 rote Paprikaschoten
3 kleine Zucchini
4 Tomaten
1 Prise Salz
4 EL Olivenöl, extra vergine
Pfeffer
1 Handvoll frische Kräuter (Basilikum, Thymian, Oregano)

ZUBEREITUNG

1. Auberginen waschen und putzen, in dicke Scheiben schneiden. Die Scheiben auf einen Teller legen, mit grobem Salz bestreuen und 30 Minuten ruhen lassen.
2. Die Paprikas waschen, entkernen und in grobe Stücke schneiden. Die Zucchini waschen und in fingerdicke Scheiben schneiden.
3. Die Tomaten 20 Sekunden in kochendem Wasser blanchieren, bis die Haut aufspringt. In kaltem Wasser abschrecken, häuten und die Kerne entfernen. Das Fruchtfleisch in grobe Stücke schneiden.
4. Die Auberginen gut abtupfen und in grobe Würfel schneiden.
5. Backofen auf 200° C vorheizen
6. Das vorbereitete Gemüse in eine Schüssel geben, Salz, Öl, Pfeffer und die grob gehackten Kräuter dazugeben und gut durchmischen.
7. Vier Stück Pergamentpapier auf die Arbeitsfläche legen, das Gemüse darauf verteilen und das Papier zu Päckchen schließen. Die Päckchen auf ein Backblech setzen und im vorgeheizten Ofen ca. 35 Minuten garen.
8. Päckchen öffnen und im Papier servieren – sieht sehr dekorativ aus!

Tipp

Wer möchte, kann vor dem Backen noch Mozarellastückchen zu dem Gemüse geben. Dazu passt Naturreis.

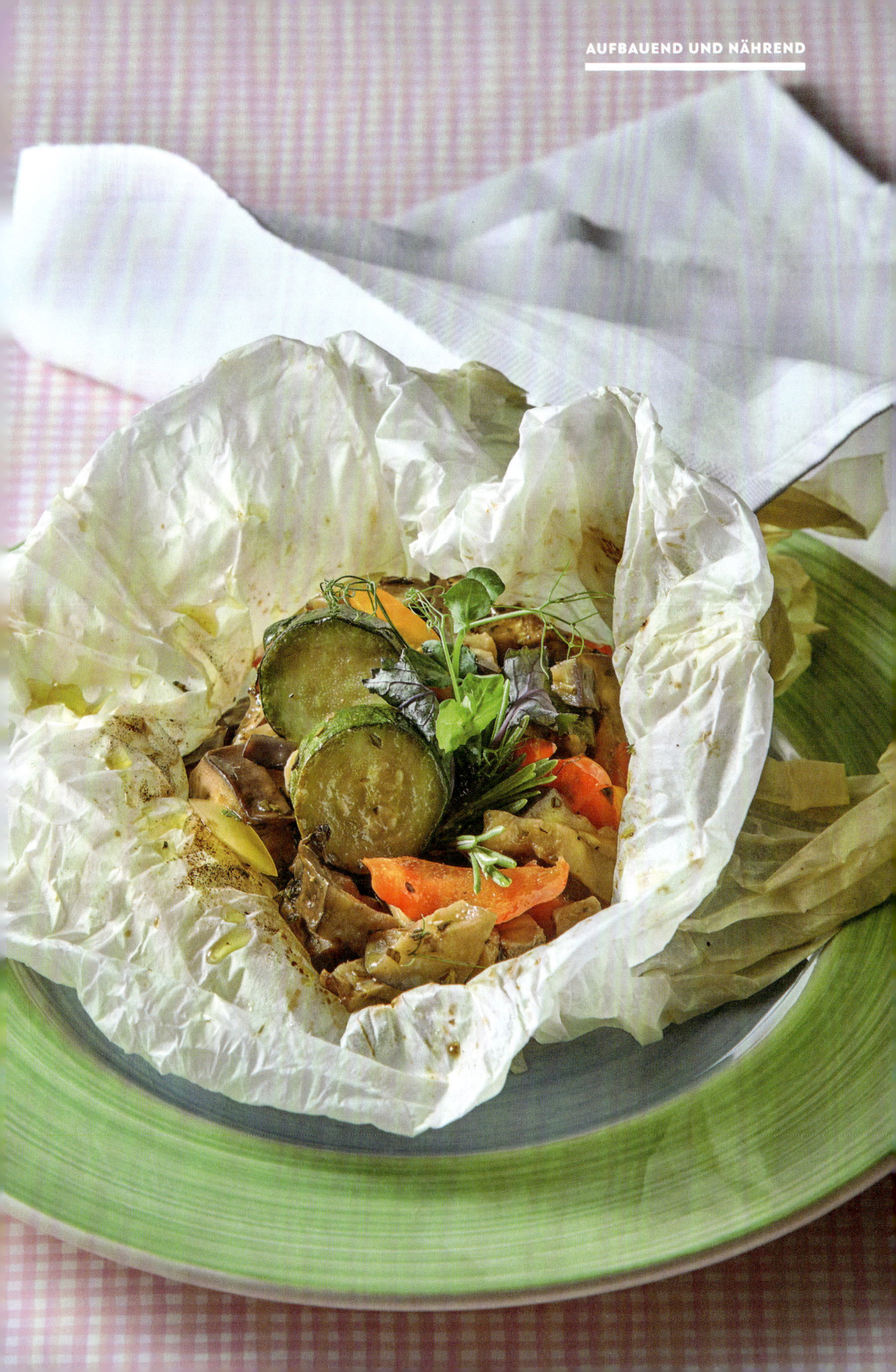

TEIL 2

Neutralisierend und Beruhigend

Zerealien

Bunter Reissalat

Zutaten für 4–6 Portionen

- 500 g Naturreis
- 3 kleine Zucchini
- 2 Karotten
- 1 rote Paprikaschote
- 1 gelbe Paprikaschote
- 1 rote Zwiebel
- 1 Knoblauchzehe
- 20 g Ingwer
- 1 EL Rapsöl
- 1 Prise Salz
- 50 g Korinthen
- 50 g Cashewkerne
- 3 EL Olivenöl
- 1 Handvoll frischer Koriander
- 1 Handvoll frische Petersilie
- 3 EL Olivenöl, extra vergine

Zubereitung

1. Den Reis in reichlich Salzwasser bissfest kochen, abgießen, kalt abschrecken und gut abtropfen lassen.
2. Das Gemüse waschen und putzen. Zucchini, Karotten, Paprikaschoten und rote Zwiebel in kleine Würfel schneiden. Knoblauch und Ingwer sehr fein schneiden und in einem Topf in Rapsöl andünsten. Das gewürfelte Gemüse dazugeben und fünf Minuten mitdünsten lassen. Mit etwas Salz abschmecken.
3. Die Korinthen und die grob gehackten Cashewkerne dazugeben, mit den gehackten Kräutern bestreuen und kurz abkühlen lassen.
4. Die Gemüsemischung in einer Schüssel mit dem Reis und dem Olivenöl vermischen.

Tipp

Wenn man den säuerlichen Geschmack vermisst, kann man etwas Limettensaft untermischen.

Quinoarisotto mit Kurkumaschaum

Zutaten für 4 Portionen

250 g Quinoa
1 Schalotte
1 EL Butter
1 Prise Korianderpulver
1 Prise Kreuzkümmelpulver
750 ml Gemüsefond (S. 61)
1 Prise Salz
120 g Pecorino, gerieben
1 Handvoll frischer Kerbel

Für den Kurkumaschaum

250 ml Gemüsefond
½ TL Kurkuma
1 EL laktosefreie Milch
50 g Pecorino, gerieben
Salz
1 Handvoll frische Sprossen

Zubereitung

1 Quinoa gut abspülen, Schalotte in kleine Würfel schneiden.

2 In einem Topf Butter zerlassen, Zwiebel anschwitzen, Koriander und Kreuzkümmel ansautieren und mit Gemüsefond ablöschen. Die Quinoa dazugeben und bei niedriger Temperatur halb abgedeckt weich kochen lassen, bis die Flüssigkeit komplett aufgenommen wurde und die Quinoa noch etwas bissfest ist. Mit Salz und geriebenem Pecorino abschmecken und den fein geschnittenen Kerbel dazu geben.

3 Für den Kurkumaschaum Gemüsefond mit Kurkuma zum Kochen bringen, Milch und Pecorino dazugeben, mit Salz abschmecken und nicht mehr kochen lassen. Mit einem Stabmixer schaumig aufschlagen.

4 Den Risotto portionsweise in Schalen anrichten, den Schaum vorsichtig rundum gießen und mit Sprossen garniert servieren.

Tipp

Für einen Hauptgang die Zutatenmenge entsprechend erhöhen!

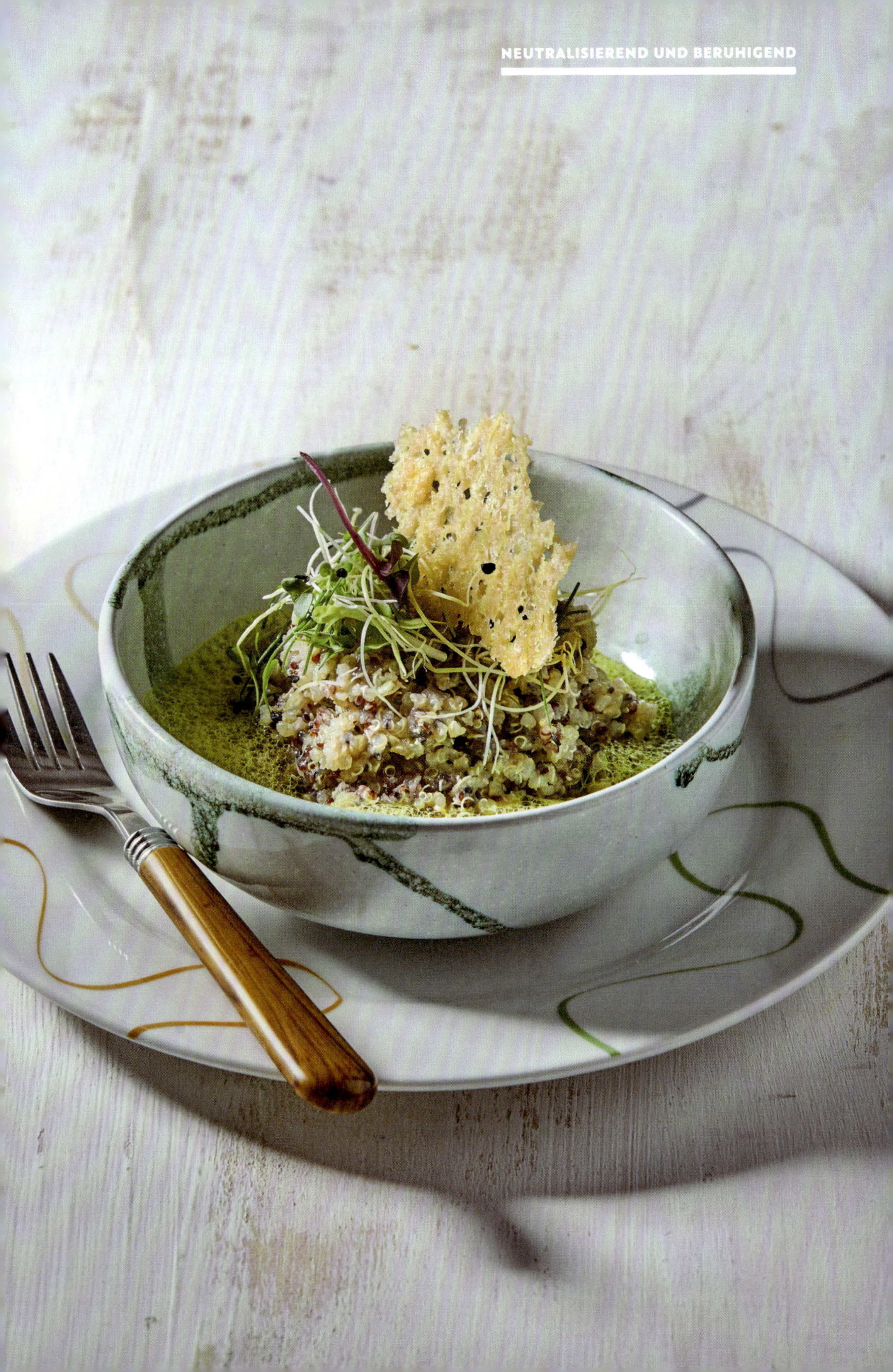

Buchweizenmüesli

ZUTATEN FÜR 4 PORTIONEN

200 g Buchweizen
ca. 500 ml Wasser
2 große Äpfel, mit Schale gerieben
1 Handvoll Rosinen, je nach Geschmack
1 Handvoll Kokosflocken
40 g gemischte Nüsse, gehackt
1 EL Agavendicksaft
1 Prise Zimt
ca. 800 ml Reisdrink
2 kleine Bananen, in Scheiben geschnitten

ZUBEREITUNG

1. Den Buchweizen waschen, ins kochende Wasser geben und bei schwacher Hitze unter Rühren kochen, bis das Wasser aufgesogen und verdampft ist (ca. 5–10 Minuten).
2. Äpfel, Rosinen, Kokosflocken und Nüsse beigeben und verrühren.
3. Mit Agavendicksaft und Zimt abschmecken, mit dem Reisdrink vermengen und die Bananenscheiben unterheben.

Tipp

Das Obst kann je nach Geschmack und Saison variiert werden.

Müesli mit Quinoa

ZUTATEN FÜR 4 PORTIONEN

200 g Quinoa
250 ml Kokosmilch
500 g Schafmilchjoghurt
1 Handvoll Rosinen
1 großer Apfel, mit Schale gerieben
2 kleine Bananen
1 Handvoll Mandeln, gehackt
1 EL Kokosflocken
Agavendicksaft nach Bedarf

ZUBEREITUNG

1 Die Quinoa nach Packungsanleitung kochen, auskühlen lassen und über Nacht stehen lassen.

2 Am nächsten Tag mit den restlichen Zutaten vermengen.

Tipp

Falls der Brei zu fest ist, einfach mit Kokosmilch verdünnen.

Haferschleimsuppe

>

ZUTATEN FÜR 4–6 PORTIONEN

80 g Haferflocken
30 g Butter
1 l Gemüsefond (S. 61+)
100 ml Sahne
1 Prise Salz

ZUBEREITUNG

1. Haferflocken kurz in Butter andünsten, mit Gemüsefond aufgießen und ca. 10 Minuten langsam köcheln lassen.
2. Mit Sahne verfeinern und nach Geschmack mit Salz abschmecken. .

Overnight Oats

ZUTATEN FÜR 4 PORTIONEN

150 g Haferflocken
350 ml Haferdrink
80 ml Apfelsaft
etwas Zitronensaft
350 g Schafmilchjoghurt
1 großer Apfel, mit Schale gerieben
2 Nektarinen, geschnitten
40 g Rosinen
40 g Nüsse, gehackt
50 g Blaubeeren
Agavendicksaft nach Bedarf

ZUBEREITUNG

1. Haferflocken, Haferdrink, Apfelsaft und Zitronensaft in einer Schüssel zusammen mischen und über Nacht in den Kühlschrank stellen.
2. Am nächsten Tag die restlichen Zutaten untermischen und servieren.

Tipp

Falls das Müesli zu fest sein sollte, etwas Haferdrink dazugeben, bis die gewünschte Konsistenz erreicht ist. Man kann verschiedenes saisonales Obst verwenden – je nach Geschmack

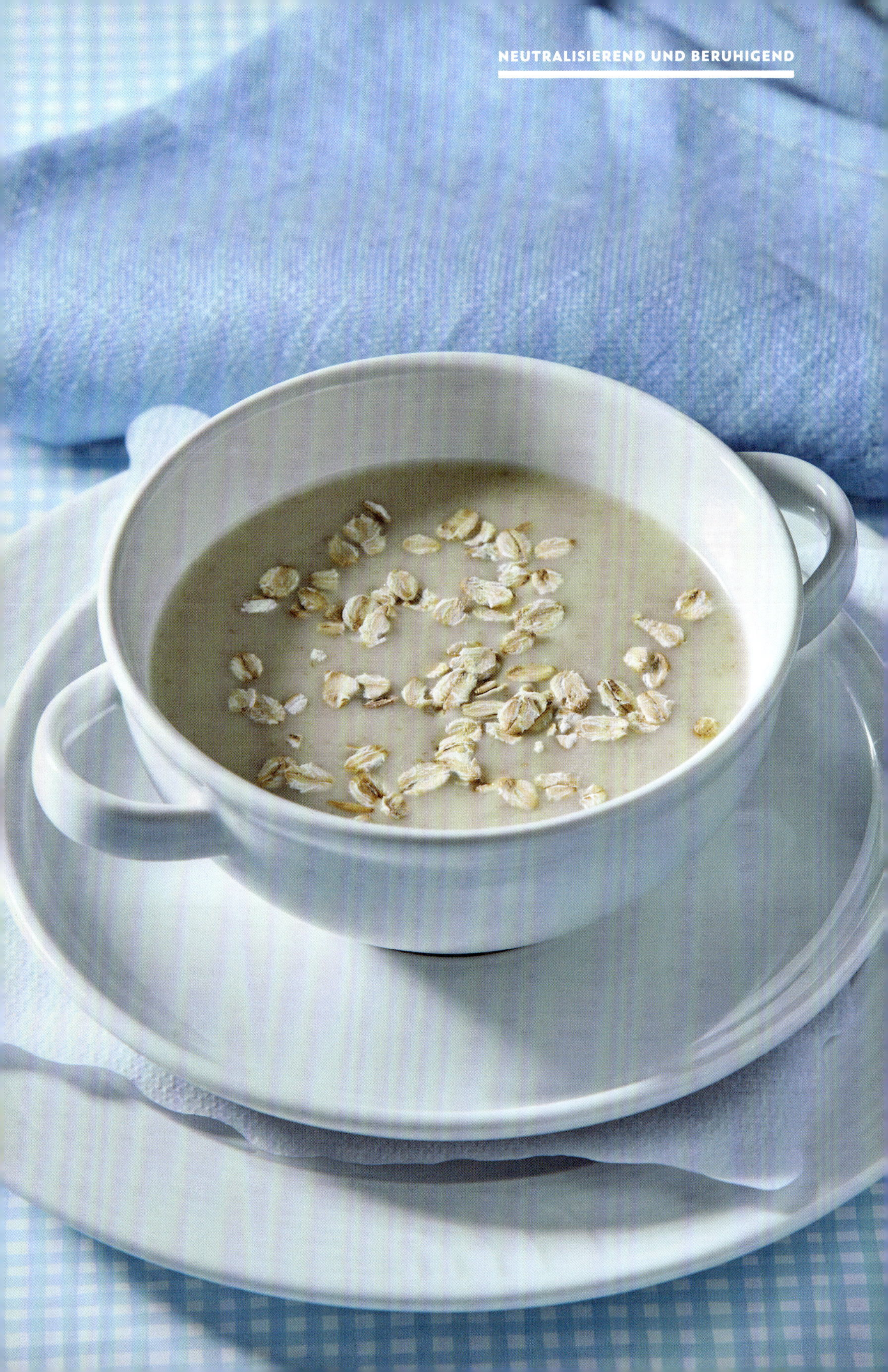

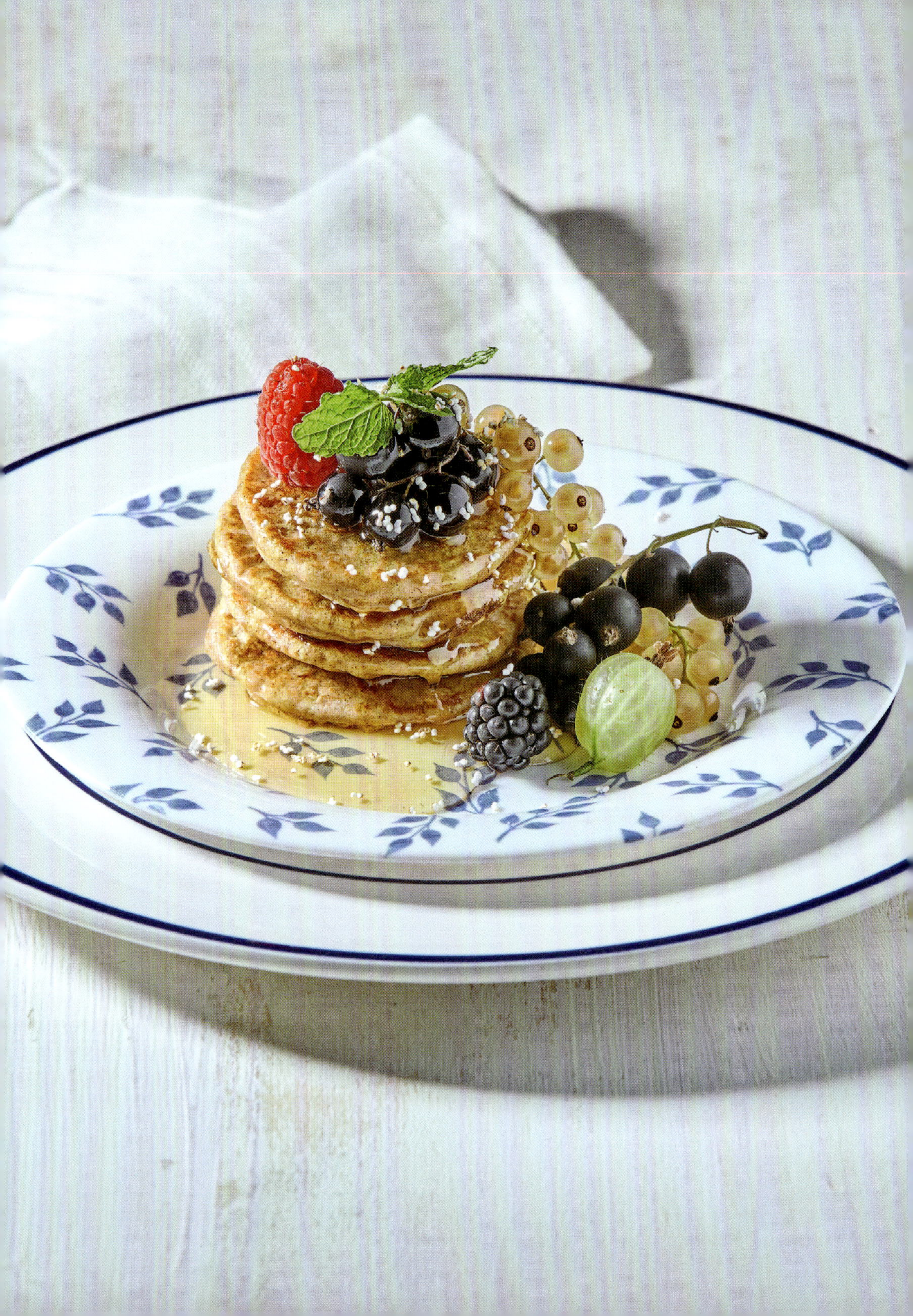

Haferflocken-Quinoa-Pancakes mit Agavendicksaft

Zutaten für 4 Portionen

½ Tasse Quinoa, nicht gekocht
2 Tassen Haferflocken
1 ½ Tassen Mich
½ TL Zimt, gemahlen
Stevia nach Geschmack
1 TL Backpulver
2 Eier
Früchte nach Saison

Zubereitung

1. Alle Zutaten in einem Mixer pürieren.
2. Den Teig in einer beschichteten, gefetteten Pfanne bei schwacher Hitze kleine Pancakes backen.
3. Mehrere Pancakes aufeinanderlegen, mit Agavendicksaft übergießen und mit Früchten nach Saison garniert servieren.

Tipp

Je nach Saison, kann man Beeren oder geschnittene Früchte auch unter den Teig mengen.

TEIL 2

Entspannend und stimulierend

Salate

Spinatsalat mit Erdbeeren und Büffelmozzarella

ZUTATEN FÜR 4 PORTIONEN

100 g Erdbeeren
200 g frischer Babyspinat
1 mittelgroße rote Zwiebel
250 g Büffelmozzarella
1 Schuss Olivenöl, extra vergine
bunter Pfeffer
Salz
Orangenvinaigrette (S. 65)

ZUBEREITUNG

1. Die Erdbeeren vierteln. Spinat waschen und abtropfen lassen. Rote Zwiebel in Streifen, Mozzarella in Würfel schneiden.
2. Alle Zutaten für den Salat mit der Orangenvinaigrette sanft mischen, mit Pfeffer und Salz abschmecken und mit Olivenöl beträufeln.

Lateinamerikanischer Kartoffelsalat

Zutaten für 4 Portionen

4 mittelgroße, festkochende Kartoffeln
4 mittelgroße Karotten
2 große Rote Bete
100 g TK-Erbsen
2 Äpfel
Saft von 2 Limetten

Für die Marinade

250 g fettarmer Joghurt
2 EL Olivenöl
Knoblauch nach Geschmack
1 Handvoll frischer Koriander
1 Handvoll frische glatte Petersilie
Saft von ½ Limette
Salz
1 Handvoll Sprossen zum Garnieren

Zubereitung

1 Kartoffeln, Karotten und Rote Bete waschen und in der Schale in Salzwasser gemeinsam bissfest garen. Schälen, abkühlen lassen und in ca. 2 cm große Würfel schneiden.

2 Erbsen kurz blanchieren und abkühlen lassen.

3 Die Äpfel schälen und ebenfalls in 1 cm große Würfel schneiden. Mit etwas Limettensaft beträufeln.

4 Für die Marinade den Joghurt mit ca. einer halben, fein gehackten Knoblauchzehe und grob geschnittenem Koriander sowie Petersilie glattrühren. Mit etwas Limettensaft und Salz abschmecken.

5 Alle Zutaten mit der Marinade vermengen. Mit frischen Sprossen garniert servieren.

Tipp

Wenn Sie diesen Salat als Hauptspeise servieren wollen, müssen Sie die Zutatenmengen entsprechend erhöhen.

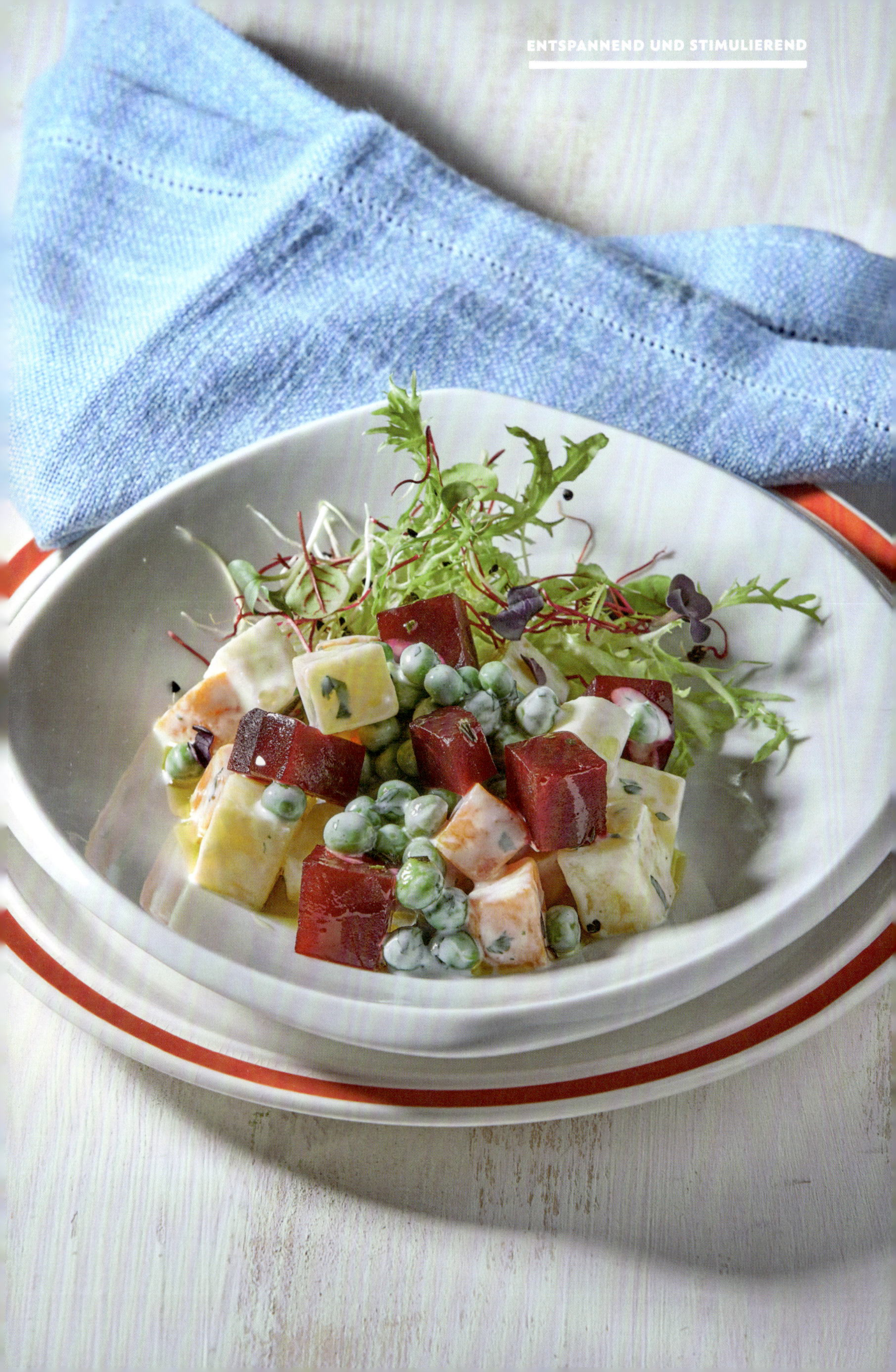

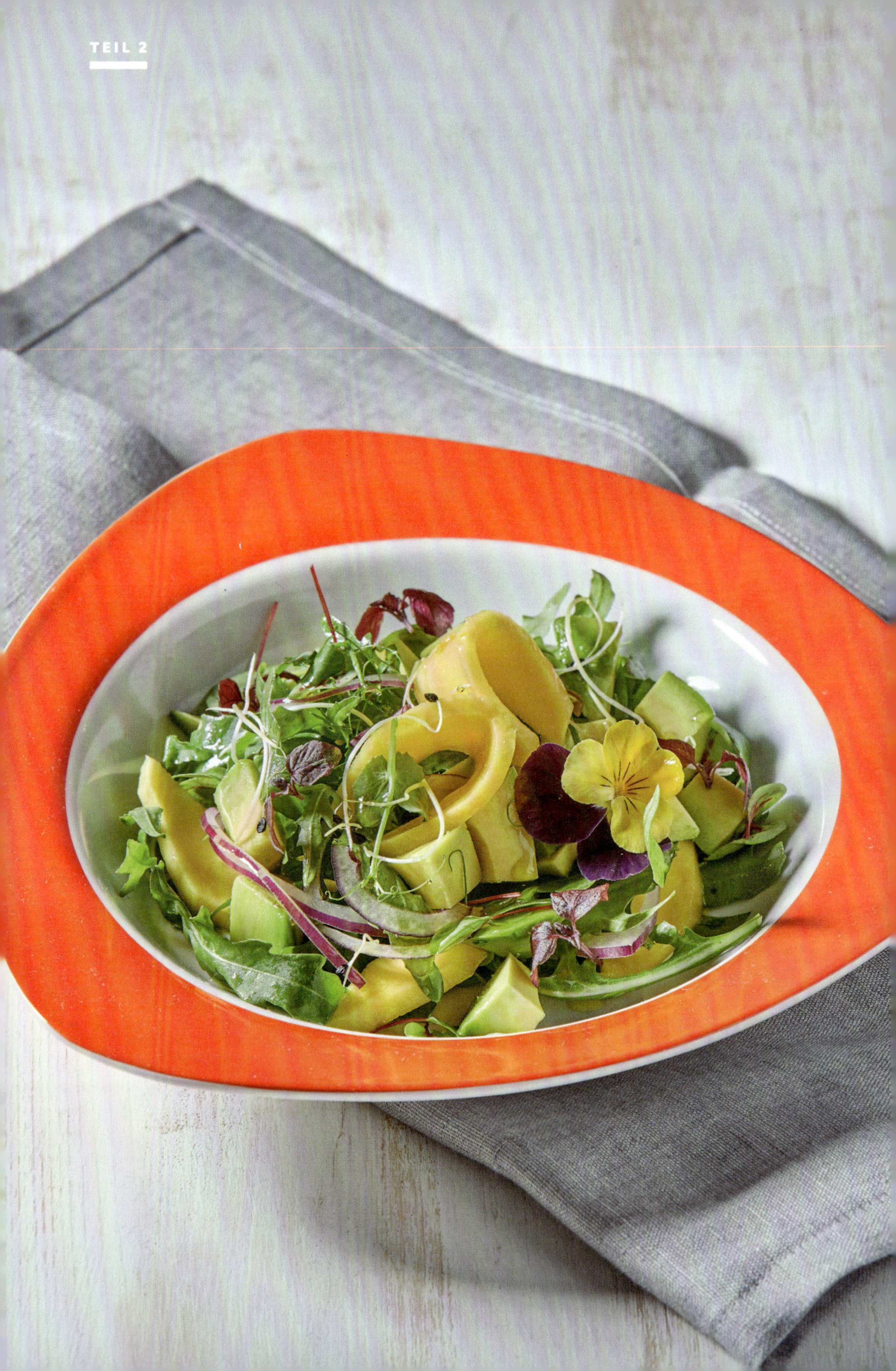

Mango-Rucola-Salat mit Avocado

ZUTATEN FÜR 4 PORTIONEN

2 schnittfeste Mangos
2 reife Avocados
1 mittelgroße rote Zwiebel
200 g Rucola

Orangenvinaigrette (S. 65)

Sprossen und Blüten zum Garnieren

ZUBEREITUNG

1. Mangos und Avocados schälen, Avocados entsteinen und in ca. 1 cm große Würfel schneiden.
2. Die Zwiebel schälen, halbieren und in Scheiben schneiden.
3. Rucola mit kaltem Wasser waschen und trocken schleudern.
4. Alle Zutaten mit der Orangenvinaigrette sanft mischen und mit Sprossen und Blüten garniert sofort servieren.

Rote-Bete-Salat mit Walnüssen und pochiertem Ei

ZUTATEN FÜR 4–6 PORTIONEN

1 kg Rote Bete
Saft von1 Limette
Salz
Pfeffer
2 EL Olivenöl, extra vergine
100 g Walnüsse, grob gehackt
6 Eier

ZUBEREITUNG

1. Rote Bete waschen und in der Schale in Salzwasser weichkochen, abschrecken, schälen und in Würfel oder Scheiben schneiden.
2. Mit Limettensaft, Salz, Pfeffer und Olivenöl marinieren. Die gehackten Walnüsse darüber streuen.
3. Für das pochierte Ei Salzwasser auf ca. 90° C erhitzen, mit einem Kochlöffel einen Strudel im Topf erzeugen, das aufgeschlagene Ei langsam hinein fliegen lassen und vier Minuten ziehen lassen. Das Ei mit einem Schaumlöffel aus dem Wasser holen und dekorativ auf dem Salat anrichten.

Tipp

90° C sind erreicht, kurz bevor das Wasser zu kochen beginnt.

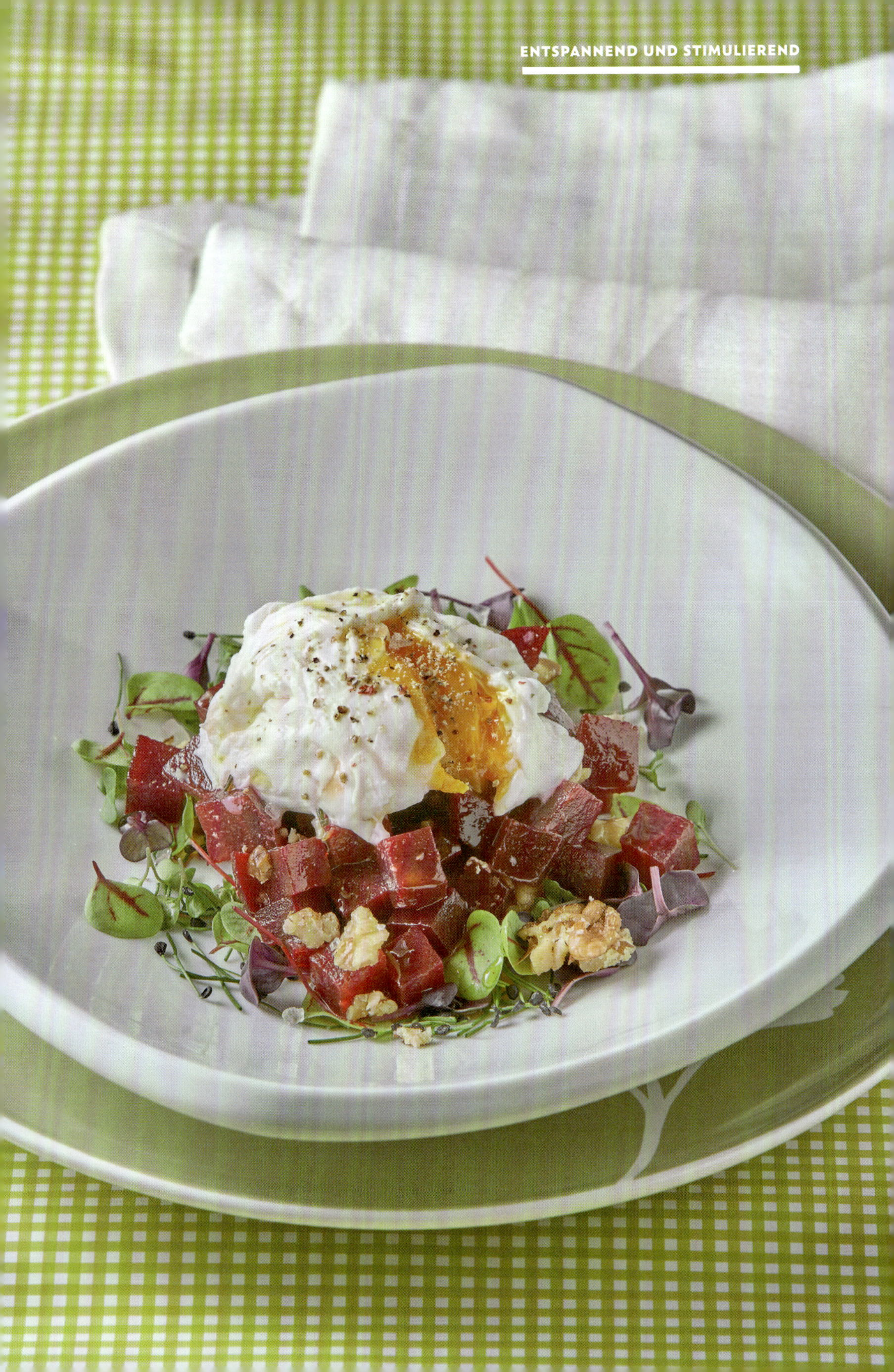

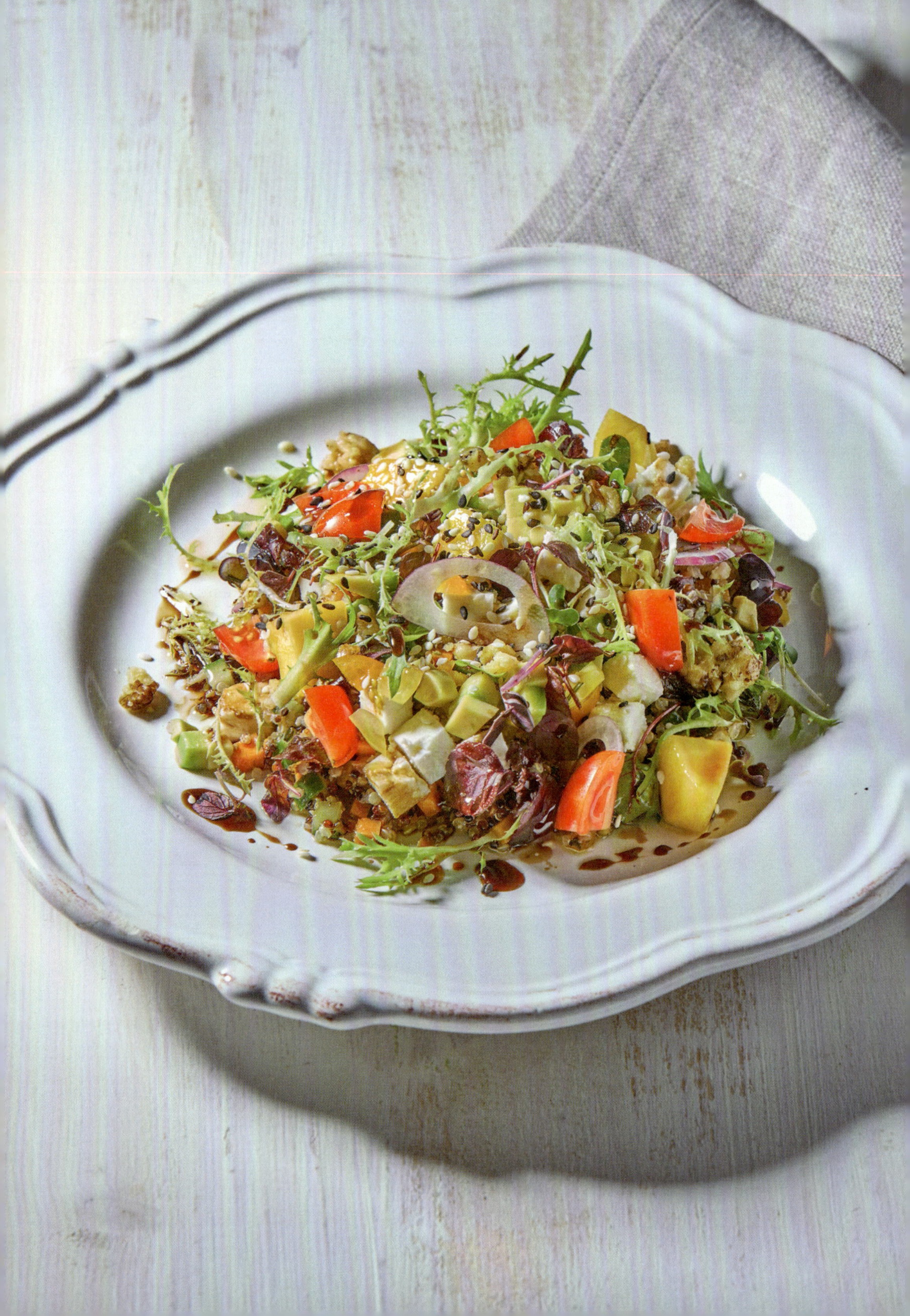

Bunter Karotten-Quinoa-Salat

ZUTATEN FÜR 4 PORTIONEN

300 g Quinoa
80 g Karotten
2 Avocados, schnittfest, aber reif
80 g Salatgurken
20 Kalamata Oliven
100 g Feta

FÜR DIE MARINADE

1 TL frischer Knoblauch
1 Handvoll frischer Thymian
1 Handvoll frischer Oregano
Saft von 2 Limetten
Walnussöl
Salz
Pfeffer
80 g Nussmischung, fein gehackt

ZUBEREITUNG

1. Quinoa nach Packungsanweisung kochen, abkühlen lassen oder mit kaltem Wasser abspülen, abtropfen lassen.
2. Karotten bissfest kochen lassen.
3. Avocados schälen und entsteinen, Karotten, Salatgurken, Oliven und Feta in 1 cm große Würfel schneiden.
4. Für die Marinade Knoblauch, Thymian und Oregano fein hacken, mit Limettensaft, Walnussöl, Salz und Pfeffer abschmecken und verquirlen.
5. Alle Zutaten mit der Marinade vorsichtig mischen und mit der Nussmischung bestreut servieren.

Tipp

Der Salat eignet sich natürlich auch als Hauptspeise, dann müssten Sie die Zutatenmengen entsprechend erhöhen.

TEIL 2

Wärmend und vitalisierend

Fisch & Fleisch

Pochiertes Wolfsbarschfilet mit Pak Choi

ZUTATEN FÜR 4 PORTIONEN

1 Stange Lauch
1 grüne Paprikaschote
1 mittelgroße rote Zwiebel
1 Knoblauchzehe
60 g Ingwer
1 reife Tomate
3 EL Rapsöl
1 Prise Korianderpulver
½ TL Kurkuma
1 Prise Kreuzkümmelpulver
250 ml Fisch-, Gemüse- oder Geflügelfond (S. 60)
250 ml Kokosmilch
800 g Wolfsbarschfilet
1 Prise Salz
Pfeffer

FÜR DEN PAK CHOI

500 g Baby Pak Choi
2 EL Rapsöl
Salz
Pfeffer
30 ml Gemüsefond (S. 61)

TIPP

Große Wolfsbarschfilets lassen sich besser verarbeiten.

ZUBEREITUNG

1 Gemüse waschen. Lauch klein putzen und in feine Streifen schneiden. Paprika entkernen und in kleine Würfel schneiden. Zwiebel und Knoblauch schälen und beides klein schneiden. Ingwer schälen und fein hacken. Tomate blanchieren, abziehen, entkernen und in Würfel schneiden.

2 Rapsöl im Topf erhitzen und Lauch, Paprika, Zwiebel, Knoblauch und Ingwer darin anbraten. Korianderpulver, Kurkuma und Kreuzkümmel dazu geben, die Hitze zurückdrehen und unter Rühren weiter anbraten, bis sich das Aroma der Gewürze entfaltet hat. Mit Tomaten ablöschen und kurz weiter anbraten, bis eine Paste entstanden ist. Mit Fond und Kokosmilch aufgießen und weitere 5 Minuten köcheln lassen. Mit dem Stabmixer pürieren und mit Salz und Pfeffer abschmecken.

3 Die Fischfilets auf Gräten überprüfen, jedes Filet in 4 gleich große Stücke schneiden und 10 Minuten in der auf 90° C abgekühlten Sauce pochieren.

4 Den Pak Choi putzen und grob schneiden. Rapsöl in einer Pfanne erhitzen, den Pak Choi 2 Minuten unter ständigem Rühren darin anbraten, mit Salz und Pfeffer abschmecken und mit Gemüsefond ablöschen. Die Pfanne abdecken und beiseite stellen, damit der Pak Choi mit der Resthitze fertig garen kann.

5 Den Pak Choi auf vier Teller aufteilen, die Fischstücke darauf anrichten und die Sauce darüber gießen.

Lachssuppe mit Kartoffeln

ZUTATEN FÜR 4 PORTIONEN

4 mittelgroße Kartoffeln, festkochend
1 mittelgroße Karotte
450 g Lachsfilet
1 Lorbeerblatt
600 ml Fischfond (S. 62)
400 ml Sahne
1 Handvoll frischer Dill, gehackt

ZUBEREITUNG

1. Kartoffeln und Karotte schälen. Die Karotte in Scheiben schneiden, die Kartoffeln grob würfeln.
2. Lachs auf Gräten prüfen und in Würfel schneiden.
3. Kartoffeln, Karotten und Lorbeerblatt mit Fischfond etwa 10 Minuten langsam köcheln lassen, bis die Kartoffelwürfel fast gar sind. Jetzt die Sahne dazugeben, und alles kurz weiter ziehen lassen.
4. Zum Schluss die Lachswürfel hinzufügen, die Hitze reduzieren und den Fisch nur noch für zwei bis drei Minuten zugedeckt sanft gar ziehen lassen. Der Lachs soll nicht zerkochen.
5. Mit Dill bestreut servieren.

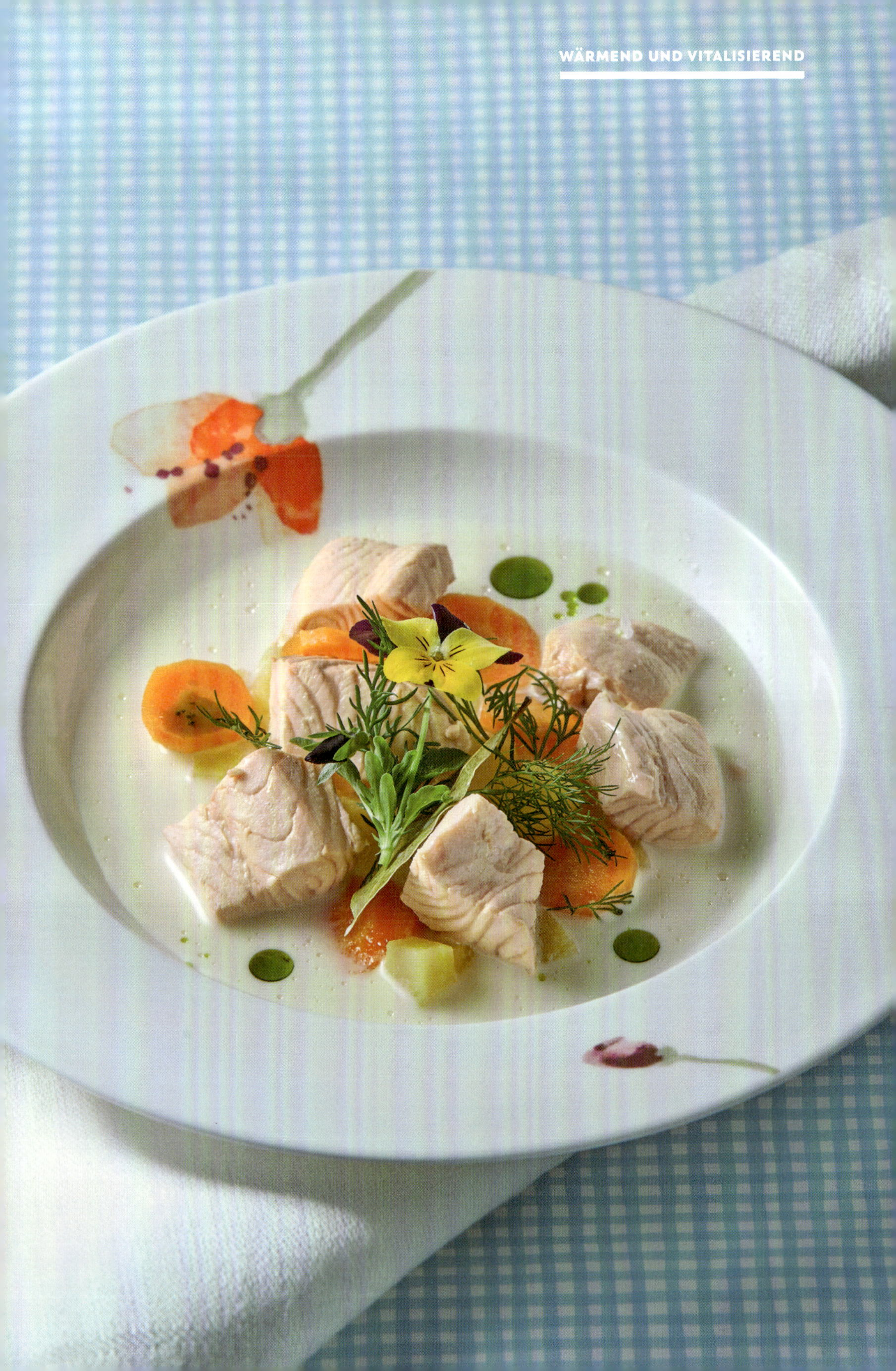

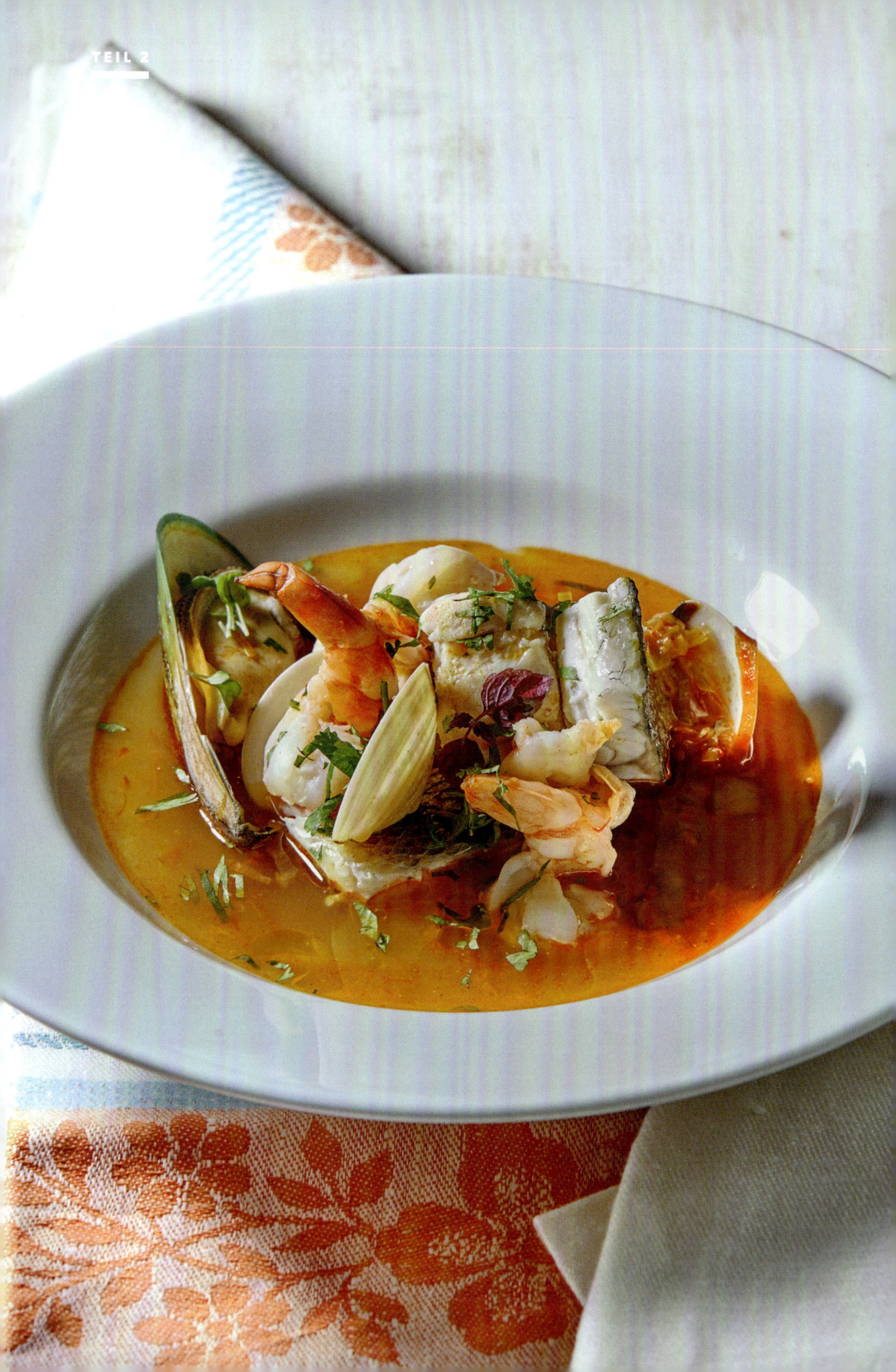

Sommerliche Fischsuppe

ZUTATEN
FÜR 4–6 PORTIONEN

2 reife Tomaten
1 Stange Lauch
1 mittelgroße Zwiebel
2 Knoblauchzehen
1 grüne Paprikaschote
3 EL Olivenöl, raffiniert
1 Prise Korianderpulver
½ TL Safranfäden
1 Fenchelknolle
1 l Fischfond (S. 62)
Salz
Pfeffer
1 Handvoll frische Kräuter (Thymian, Petersilie und Oregano)
120 g Riesengarnelen
800 g Fischfilets (Wolfsbarsch, Seeteufel, Red Snapper oder jeder andere Fisch mit festem Fleisch)
200 g Muscheln

ZUBEREITUNG

1 Tomaten blanchieren, schälen, von den Kernen befreien und in kleine Würfel schneiden. Den weißen Teil des Lauchs in feine Ringe, die Zwiebel, den Knoblauch und den Paprika in feine Würfel schneiden.

2 In einem Topf das Öl erhitzen, den Lauch, die gewürfelte Zwiebel, den Knoblauch und den Paprika dünsten, bis sie gar sind.

3 Das Korianderpulver kurz mit ansautieren, mit den Tomaten ablöschen und die Safranfäden dazugeben. Weiter ansautieren, bis das Gemüse fast zu einer Paste geworden ist.

4 Den Fenchel fein schneiden, dazugeben und mit dem Fischfond auffüllen. Kurz kochen lassen, bis der Fenchel gar ist.

5 Mit Salz und Pfeffer abschmecken, die Kräuter dazugeben und die Garnelen, Fisch und Muscheln hineingeben. Temperatur zurückdrehen, die Suppe darf nicht mehr kochen! Die Fische darin ca. 20 Minuten pochieren.

6 In tiefen Tellern anrichten. Zum Servieren mit ein paar Spritzern Olivenöl und einem Schuss Limettensaft abrunden.

Estofado de Pollo (Ecuadorianischer Hühnereintopf)

ZUTATEN FÜR 4 PORTIONEN

1 Stange Lauch
1 grüne Paprikaschote
1 mittelgroße rote Zwiebel
1 Knoblauchzehe
30 g Ingwer
1 reife Tomate
4 Hühnerkeulen
3 EL Rapsöl
1 Prise Korianderpulver
1 Prise Kreuzkümmelpulver
½ TL Paprikapulver
150 ml Geflügelfond (S. 60)
1 Prise Salz
Pfeffer
1 Schuss Olivenöl, extra vergine
1 Handvoll frischer Koriander, gehackt

ZUBEREITUNG

1 Gemüse waschen. Lauch klein putzen und in feine Streifen schneiden. Paprika entkernen und in kleine Würfel schneiden. Zwiebel und Knoblauch schälen und beides klein schneiden. Ingwer schälen und fein hacken. Tomate blanchieren, abziehen, entkernen und in Würfel schneiden.

2 Die Hühnerkeulen waschen, abtupfen und am Gelenk teilen, das heißt, Keule vom Oberschenkel trennen. Im heißen Öl goldbraun von beiden Seiten anbraten, aus der Pfanne heben und beiseite stellen.

3 Backofen auf 200° C vorheizen.

4 Lauch, Paprika, Zwiebel, Knoblauch und Ingwer in derselben Pfanne anbraten, bis das Gemüse etwas Farbe angenommen hat. Die Temperatur zurückdrehen, die Gewürze dazugeben und kurz weiter ansautieren. Mit der Tomate ablöschen und weiter dünsten, bis eine Paste entstanden ist. Mit Geflügelfond aufgießen und ca. 10 Minuten köcheln lassen. Mit Salz und Pfeffer abschmecken.

5 ⅔ der Gemüsemasse in eine feuerfeste Form gießen, die Hühnerteile darauf verteilen, mit der restlichen Gemüsemasse übergießen, im vorgeheizten Backofen ca. 35 Minuten schmoren lassen.

6 Mit Olivenöl und frischem Koriander garnieren und servieren.

TIPP

Als Beilage eignet sich Basmatireis oder in Schale gekochte Kartoffeln.

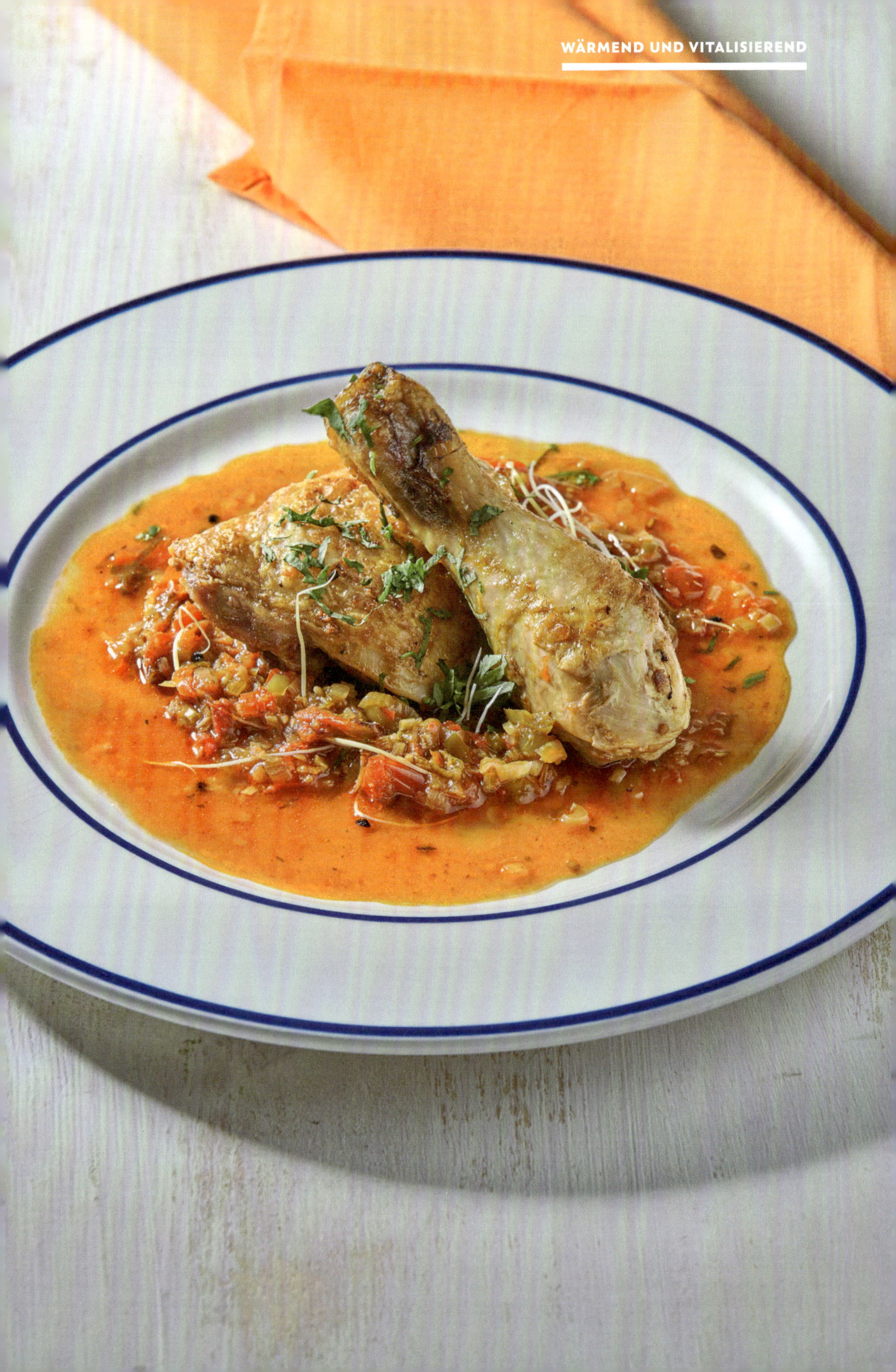

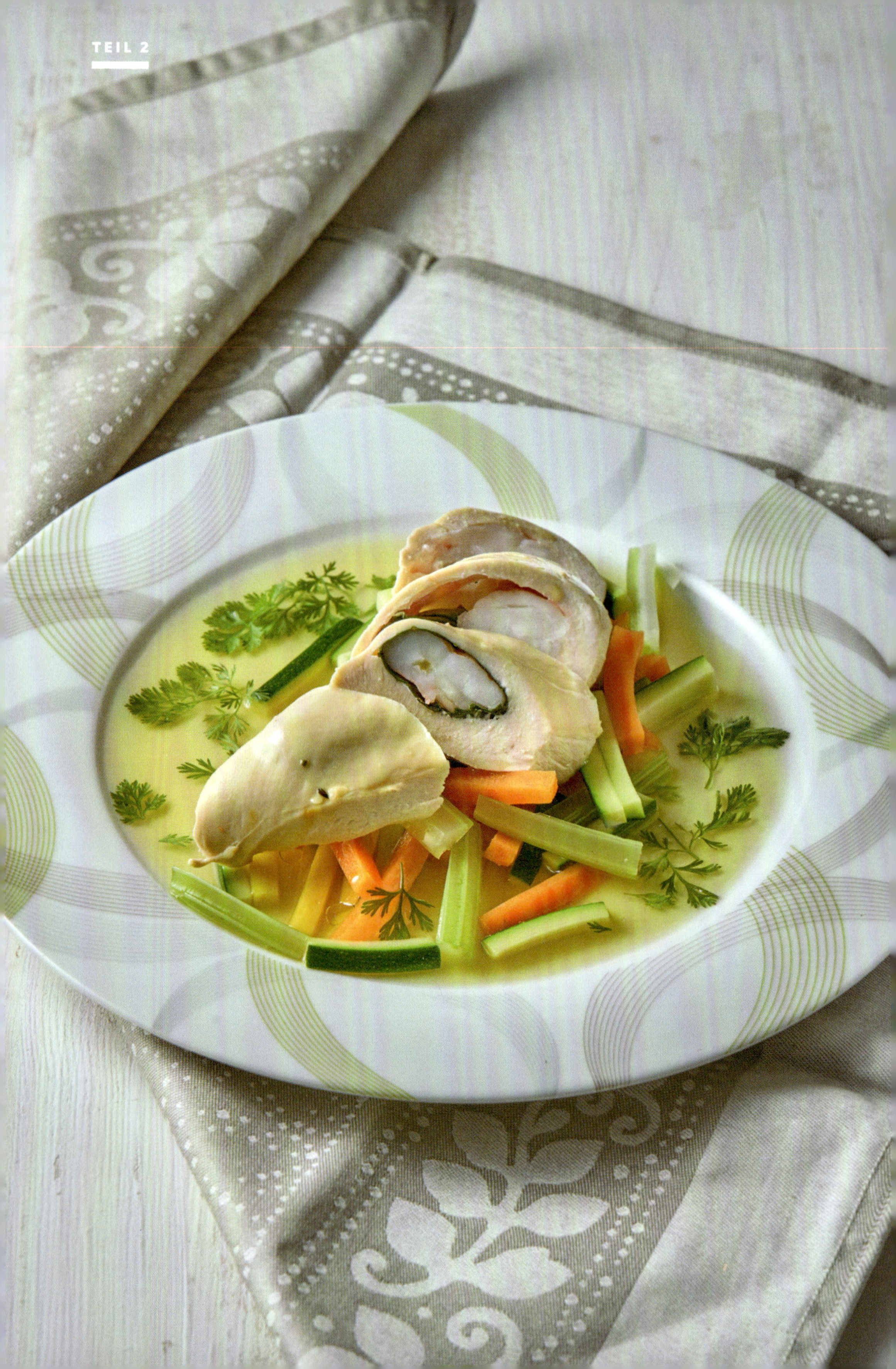

Gefüllte Hähnchenbrust mit Garnelen auf Gemüsebett

ZUTATEN FÜR 4 PORTIONEN

4 Hähnchenbrustfilets (jeweils ca. 140 g)
4 Riesengarnelen (Größe 6–8 oder U5)
4 Blätter Pak Choi
1 l Geflügelfond (S. 60)
½ TL Safranfäden
1 Beutel Kamillentee
1 kleines Stück Ingwer
1 Handvoll frischer Thymian, gehackt

FÜR DAS GEMÜSE

80 g Karotten
80 g Stangensellerie
80 g Zucchini

ZUBEREITUNG

1 Die Hähnchenbrustfilets waschen, trocken tupfen und mit einem spitzen Messer eine Tasche schneiden.

2 Die Garnelen waschen und schälen, Darm entfernen, falls nötig, und jeweils in ein Blatt Pak Choi einrollen (nur in das grüne Blatt ohne Stiel). Jeweils eine eingerollte Garnele in eine Hähnchenbrust stecken, die Tasche mit einem Zahnstocher schließen und beiseite stellen.

3 Den Geflügelfond in einem Topf erhitzen, die Safranfäden, den Kamillentee, den geschälten, in Scheiben geschnittenen Ingwer zugeben und 5 Minuten leicht köcheln lassen. Die Hähnchenbrüste hineingeben und 20 Minuten bei ca. 90° C pochieren. Um den Geschmack zu intensivieren, können die Garnelenschalen mitgekocht werden.

4 Inzwischen für das Gemüse Karotten schälen und in Stifte schneiden, die Stangensellerie waschen, trocken tupfen und in Scheiben schneiden, Zucchini waschen und in Scheiben schneiden. Alles in etwas Salzwasser bissfest blanchieren.

5 Das Gemüse in tiefe Teller anrichten, die pochierte Hähnchenbrust in fingerdicke Scheiben schneiden und auf dem Gemüse platzieren. Mit gehacktem Thymian bestreuen.

6 Den Kamille-Safran-Sud durch ein Haarsieb streichen und über das angerichtete Hähnchen gießen.

Pochiertes Kabeljaufilet mit Kräuterschaum und Süßkartoffelpüree

Zutaten für 4 Portionen

600 g Kabeljaufilets mit Haut
500 ml Fischfond (S. 62)
1 Handvoll frische Kräuter (Petersilie, Kerbel, Dill), gehackt
100 ml Sahne
50 g Butter
1 Prise Salz
etwas Limettensaft

Für das Süßkartoffelpüree

1 kg Süßkartoffeln
50 ml Sahne
4 EL Butter
1 Prise Salz
1 Prise Muskatnuss, frisch gerieben

Zubereitung

1 Kabeljaufilets kalt abwaschen, trocknen tupfen und in 4 gleich große Teile portionieren. Auf der Hautseite mehlieren und in einer beschichteten Pfanne nur auf der Hautseite goldbraun anbraten.

2 Fischfond zum Kochen bringen, die Temperatur zurückdrehen, die Filets mit der Hautseite nach oben in den Topf platzieren, ohne dass die Haut vom Fond bedeckt wird. 15 Minuten bei 90° C zugedeckt pochieren.

3 Für das Püree Süßkartoffeln schälen, in große Würfel schneiden und in kochendem Salzwasser zugedeckt 20–25 Minuten kochen lassen. Dann abgießen und bei schwacher Hitze im offenen Topf ausdämpfen lassen.

4 Sahne, Butter, etwas Salz, Muskatnuss aufkochen lassen. Die Süßkartoffeln mit den Quirlen des Handrührers im Topf fein zerkleinern. Kochende Sahnemischung unterrühren, evtl. nachwürzen

5 Süßkartoffelpüree auf Tellern anrichten, die Kabeljaufilets aus dem Topf nehmen und daneben platzieren.

6 Zum Fischfond die Kräuter, Sahne, Butter und etwas Limettensaft geben. Mit einem Stabmixer aufschäumen. Geschmack prüfen und eventuell mit etwas Salz nachwürzen. Den Schaum dekorativ über Püree und Fisch verteilen.

Tipp

Der Kabeljau tendiert zu zerfallen, aber wenn man ihn nur vorsichtig bewegt und mit der Haut verwendet, lässt er sich sehr gut verarbeiten.

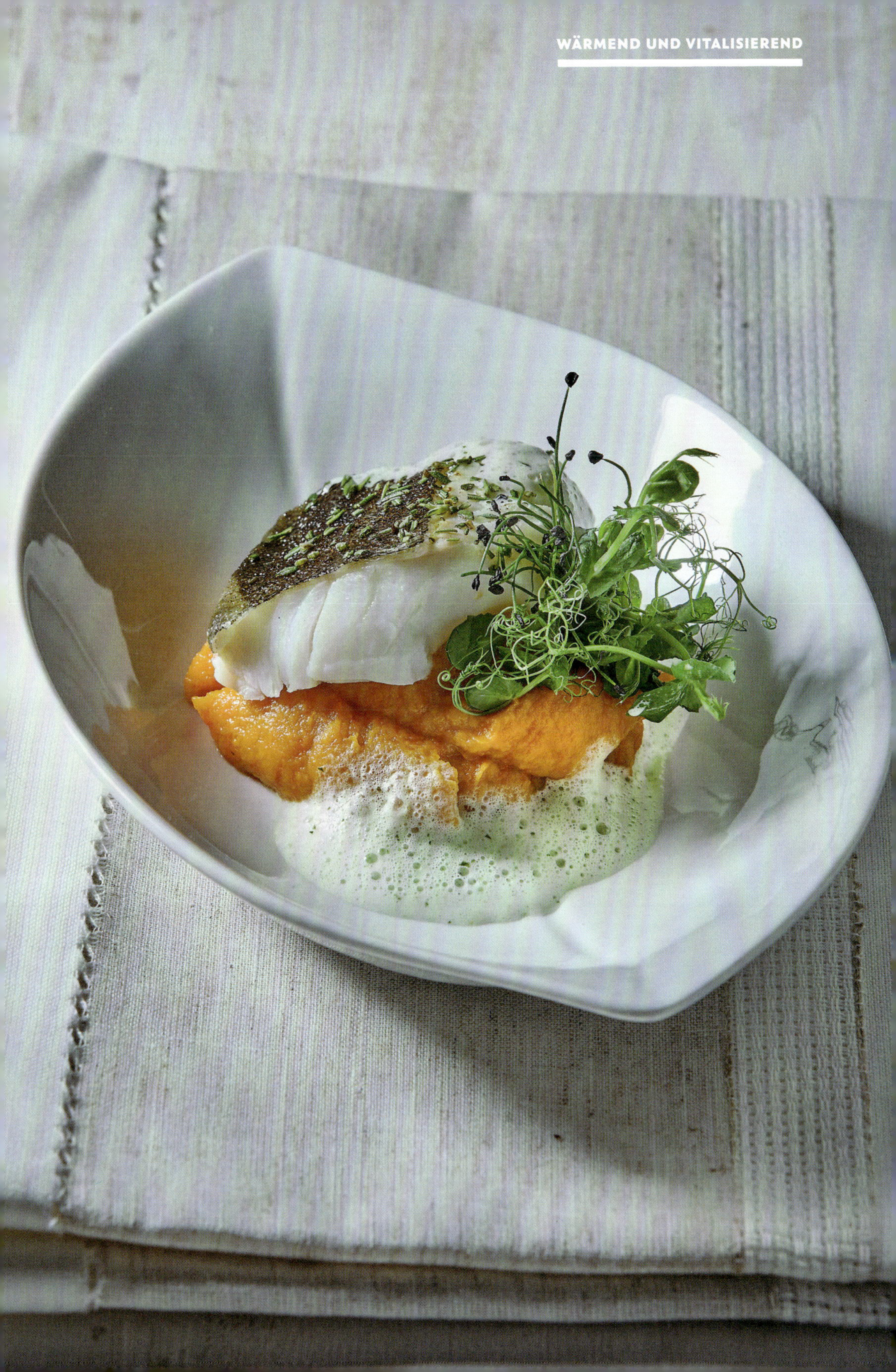

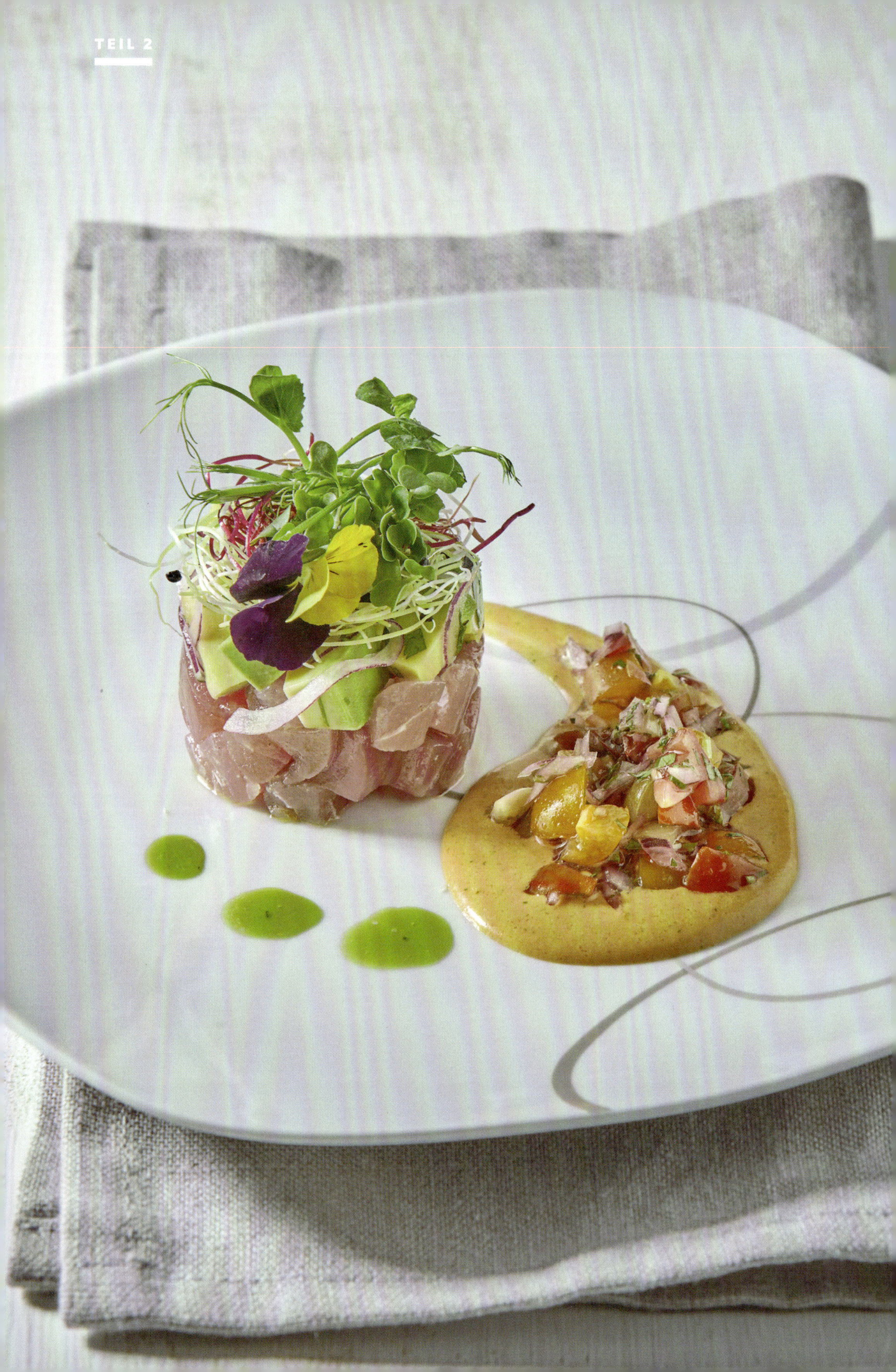

Thunfischtatar mit Avocado

Zutaten für 4 Portionen

350 g frischer Thunfisch (Sushiqualität)
2 EL Olivenöl, extra vergine
2 Avocados, schnittfest, aber reif
Saft von 2 Limetten
1 kleine rote Zwiebel
2 EL Rapsöl
2 EL frische Korianderblätter
Salz
Pfeffer

Zubereitung

1 Thunfisch mit einem scharfen Messer in kleine Würfel schneiden, mit Salz und Pfeffer abschmecken, mit 1 EL Olivenöl vermengen und beiseite stellen.
2 Avocados schälen und entsteinen, in kleine Würfel schneiden, mit etwas Limettensaft und 1 EL Olivenöl vermengen.
3 Zwiebel in feine kleine Streifen schneiden, mit Salz, dem restlichen Limettensaft, Rapsöl und fein geschnittenem Koriander vermengen, mit den Avocadowürfeln vorsichtig mischen, damit die Würfel ganz bleiben, etwas abkühlen lassen.
4 Mithilfe eines Metallringes abwechselnd Thunfisch und Avocado schichten. In Türmchenform servieren.

Tipp

Mit farbigen Salatblättern und Kräutern lässt sich das Tatar dekorativ anrichten.

Rezeptregister